Katja Wille
Geil!
Erotik, Sex & Drogen
Edition RauschKunde

Bei dem vorliegenden Text handelt es sich um die überarbeitete Fassung
einer sozialpädagogischen Diplomarbeit: „Aphrodite der 90er ...",
die an der Universität Bremen mit „Sehr Gut" benotet wurde.
Das Vorwort von Dr. Quensel wurde für dieses Buch geschrieben.
Die Zugabe von Timothy Leary stammt aus „Leary's Greatest Hits",
die Übersetzung besorgte Daniel Dragmanli.

Covergestaltung: Walter Hartmann
Coverillustration von Fred Weidmann,
mit freundlicher Genehmigung dem Kalender „Magic Mushrooms 2000",
erschienen im Nachtschatten Verlag, Solothurn, entnommen
TextGestaltung: Petra Petzold
Druck: Fuldaer Verlagsanstalt

Verlegt durch
Werner Pieper & The Grüne Kraft
Alte Schmiede
D-69488 Löhrbach
Fax 0 62 01 / 2 25 85
eMail: Versand@gruenekraft.com

© bei den AutorInnen

ISBN 3-930442-46-9

Katja Wille

Geil!

Erotik, Sex & Drogen

EDITION
RAUSCHKUNDE

INHALTSANGABE

Vorwort von Stephan Quensel   6

I.   Einführung in diese Arbeit   9

    Einleitung   9
    Gliederung   11
    Anmerkung   12

II.   Theoretischer Rahmen: (Ethno)- Pharmakologie der Aphrodisiaka und ihre kulturelle Einbettung   13

    Die Geburt der Aphrodite   13
    Was sind Aphrodisiaka und welche Wirkungen
    haben sie auf den menschlichen Orga(ni)smus?   14
      Der Name der Liebe   18
      Die kulturelle Einbettung von
      erotisierenden Drogen   22
    Anmerkungen   28

III.   Hexenkräuter – Kräuterhexen: ein historischer Rückblick   29

    Liebeszauber – Hexentränke   29
    Anmerkungen   32

IV.   Aphrodisiaka im sozio-kulturellen Vergleich   33

    Die sieben Funktionen des Drogengebrauchs
    (nach Blätter)   33
      Liebesdrogen im Reich des Orients   38
      Die Drogenkultur der europäischen Moderne   42
    Anmerkungen   46

V.   Sexualität im Dualismus zwischen Naturund Kultur   47

    Geschichtliche Entwicklung der Sexualität
    unter demEinfluß der Kirche   47
      Sexualität: ein kulturelles Phänomen?   53
    Anmerkungen   60

VI.	**Forschungsanteil**	**61**
	Die highlige Erotik der Deutschen	61
	Das Forschungsziel	64
	Auf der Suche nach InterviewpartnerInnen	65
	Die Interviewmethode	67
	Der Fragebogen	68
	Vorstellung der InterviewpartnerInnen	69
	Anmerkungen	80
VII.	**Das Forschungsergebnis**	**81**
	Auswertung	81
	Resümee	98
	Anmerkungen	104
VIII.	**Timothy Leary:** **Auf der Suche nach dem wahren Aphrodisiakum**	**105**
IX.	**Literaturverzeichnis und Bücherkommentar**	**119**
X.	**Anhang**	**123**
	Anhang 1: Auswahl der sexuell stimulierenden Mittel aus der Angebotspalette der Sexshops	125
	Anhang 2: Fragebogen	126

Vorwort

„Sex und Droge" statt Wein und Eros? Errungenschaft einer 'Moderne' gegenüber abgestandener Antike? Oder dürfen wir 'postmodern' endlich den Schatten unserer calvinistischen Eltern verlassen?
Was ist das für ein „Sex", der sich nach der Viagra-Potenz messen läßt, was sind das für „Drogen", die man in einem 'nationalen Rauchgiftbekämpfungsplan' anprangert ? Und was sind das für Menschen, die uns mit gelben Fingern, roten Nasen und roten Telephon-Sex-Ohren ihren Maßstäben unterwerfen wollen?
Doch das ist nicht die Frage der Autorin, die vielmehr umgekehrt untersucht, wie wenig frau/man von solchen Erzählungen hält. Denn es gibt ja auch noch immer die andere Seite, das eher patriarchal-fröhliche 'Wein, Weib, Gesang' oder die ecstasy-bewegte Love-Parade.
Ein Zusammenhang, der vom Verliebtsein bis hinein in den Sex reicht, wie wir jüngst bei einer Befragung von 15-jährigen Schülern in Bremen und Groningen feststellen konnten: Unter denen, die noch nie eine - legale oder illegale - Droge versucht hatten, war über die Hälfte auch noch nie verliebt gewesen, 34% gleichwohl verliebt und nur 9% hatten schon mit einem Freund oder mit einer Freundin geschlafen, während umgekehrt die Zahlen bei den heftigen RaucherInnen (9 oder mehr Zigaretten täglich) lauteten: 2% bei denen, die nicht verliebt waren, 8% bei den Verliebten und 34 % bei denen, die wir auch sonst so gerne als 'frühreif' bezeichnen; und ganz dasselbe bei denen, die wöchentlich oder monatlich Alkohol trinken (3%,10%, 28%) oder die schon einmal Cannabis probiert haben (8%,20%, 51%).
Das bedeutet natürlich nicht, daß nun diese Drogen unsere Jugendlichen zum Sex verführen müßten, denn immerhin waren von denen, die einmal Cannabis geraucht hatten, 6% noch nie verliebt und über die Hälfte (52%) schon einmal verliebt, aber ohne Sex-Erfahrung; und von denjenigen BremerInnen, die bereits einmal betrunken waren, hatte nur ein Drittel (34%) auch 'Geschlechtsverkehr', während 58% nur verliebt waren. Vielmehr zeigt uns dies, daß beides, die Erfahrungen mit Liebe/Sex und legalen/illegalen Drogen, zusam-

mengehören, weil beides Spaß macht und Freude bereitet, und daß beide als Bestandteile in eine übergreifende Lebenshaltung hineingehören. Bei den Jugendlichen kann man das je nach Standpunkt als 'ängstlich' oder 'unreif' bzw. als 'hedonistisch' oder 'risikofreudig' kennzeichnen. Und bei den Erwachsenen?

Doch zurück zum Thema: In drei weiteren europäischen Städten - im katholischen Rom und Dublin sowie im protestantisch-prüden Newcastle in Nordengland - durften wir in unserem Fragebogen nicht nach diesem jugendlichen Geschlechtsverkehr fragen, obwohl doch auch dort die Jugendlichen nicht vollkommen abstinent leben dürften.

Was sagt uns das: Auf der einen Seite die propagierte Leistungsperspektive - vom Verbot des angeblich so leistungsbehindernden Cannabis (gerne unter dem Mythos des „amotivationalen Syndrom" verbreitet) über den leistungssteigernden Ruch des ecstasy, das ja nur dazu diene, die Nächte durchzufeiern, bis hin zur Werbung für potenz-steigernde Aphrodisiaka. Auf der anderen Seite der kontakt-stiftende Alkohol vom Sektfrühstück bis hinein in seine angeblich so enthemmenden Seiten, das 'entactogene' (kontakterleichternde) Ecstasy der Rave-Partys, die 'Zigarette danach' oder der gemeinsame Joint beim Flirt oder Chill-out. Eine Doppeldeutigkeit der Droge, eine Ambivalenz, die nicht nur abhängt von set und setting, von der Art also wie wir sie selber wahrnehmen und der Situation, in der wir sie konsumieren, sondern auch davon, wer sie verbieten will und wer sie benutzt.

Eine fast verrückte Mischung aus calvinistisch-kapitalistischem Arbeitsethos und katholischer Prüderie; von denen die eine, die ältere, doch immerhin noch die Freuden einer Lust kannte, die sie auf den Index setzte, um die Sünder in der Beichte zur gemeinsamen Freude von diesen Sünden loszusprechen; während die andere sie in ihrer Weise ökonomisch funktionalisierte, indem sie diese Lust zugleich effizienzsteigernd und vermarktbar ausgestalten will - ebenso wie sie (nicht nur) die Jugendlichen auch sonst lehrt, sich mit den richtigen Markenartikeln in die arbeitslose Konsumwelt einzupassen.

Eine 'verrückte' Mischung, in der schließlich aber auch das „Tabu" auf diese beiden Sünden - Sex und 'außerehelicher Liebe' wie Konsum illegalisierter Drogen - dem besonderen Anreiz dient, gegen dieses Tabu zu verstoßen, eben weil 'verbotene Früchte süßer' sind, und wie wir alle den rheinischen Karneval oder die Love-Parade um so mehr lieben, je langweiliger, eingeengter und angepasster unser sonstiger Alltag ausfällt. Nur allzurasch verfallen wir damit aber auch - nun zum zweiten Mal - genau den systemischen Anforderungen, denen wir uns so gerne entziehen würden: Der Chance, die Last unseres alltäglichen Daseins zu ertragen, indem wir eben jene tabuierten Auswege nutzen, die uns - gleichsam hinter vorgehaltener Hand - fast offiziell angeboten werden; im alkoholisierten one-night-stand oder im ectasy-schwangeren Wochenende, aber auch in der LSD-Sommernacht oder im entrücktverzauberten Cannabis-Gelächter über diese platte Spießerwelt katholisierter Calvinisten.

Das leise Kichern in unserer Runde als die Autorin das erste Mal ihr Vorhaben vorstellte, war nicht nur Indiz dafür, daß hier ein doppeltes Tabu gebrochen werden sollte - die 'Freuden der körperlichen Liebe' (wie wir Alten darüber reden) und die der illegalisierten Drogen - sondern zugleich auch ein Anzeichen dafür, daß wir langsam beginnen könnten, gelöst und gekonnt beides, die Droge und die Liebe, zu genießen.

Den noch immer eher 'modernen' Beginn dieser Reise kann man in diesem Buch finden; ihr 'postmodernes' Erleben sollte jeder für sich selber ausprobieren.

Stephan Quensel

I. Einführung in diese Arbeit

EINLEITUNG

Es war einmal ein Aphrodisiakum, welches sich höchster Beliebtheit erfreute, da es dem gemeinen Volke zu Glück und Euphorie verhalf. Es machte schlaffe Männer munter und steigerte das Lustempfinden der Frauen, sodaß sie wieder vereint sein konnten, ohne ihrer Liebe überdrüssig zu werden.

Zu dieser Zeit begab es sich, daß die Christen ins Land zogen, und schlecht Zeugnis redeten wider dieses Mittel. Von da an galt es als böse und wurde in das Reich des Verbotenen verbannt, wo es bis heute weilt, bis sich die Menschen eines besseren besinnen und den wahren Charakter des Aphrodisiakums wieder schätzen lernen.

Dies ist in simplifizierter Form, und märchenhaft verpackt, die Geschichte der Aphrodisiaka. Es könnte aber ebenso die Geschichte der Drogen und die der Sexualität und Erotik sein. Der Wandel der Jahrhunderte brachte parallele Veränderungen in der kulturellen Entwicklung bezüglich Sexualität und Drogen. Sowohl die Erotik, als auch die Drogen wurden früher in unserer Kultur hedonistisch betrieben, bzw. gebraucht, und später mit dem erhobenen Zeigefinger der Moral in christliche Schranken gewiesen.

Dabei spielt der kulturelle Einstellungswandel eine wesentliche Rolle. Die Kultur ist ein Konstrukt, das die Menschheit seit ihrer Entstehung begleitet hat, und bis zu ihrem Untergang begleiten wird. Früher lebten wir in einer Kultur, die mit Drogen sinnvoll umgehen konnte. Etappenweise wurden jedoch -nicht zuletzt im Zuge von Christianisierung und Hexenverfolgung- etliche berauschende und aphrodisische Substanzen aus ihrer kulturellen und sozialen Einbettung herausgelöst. Infolge dessen ging elementares Wissen um derartig wirkende Mittel und Kräuter größtenteils für lange Zeit verloren. Was heutzutage bleibt, ist die Substanz an sich, welche von Individuen oder kleineren Gruppenzusammenhängen (peergroups oder Subkulturen) genossen oder auch mißbraucht wird.*

Gleichfalls verhielt es sich mit der Sexualität. Auch sie war (und ist) -wie die Drogen- die Versinnbildlichung von Sinneslust und Genuß. Das Christentum verbreitete, seit Beginn seines Einflusses auf die missionierten Völker, eine Lehre, die sich gegen die Auslebung des hedonistischen Lebensprinzips richtete. So sollte der eheliche Geschlechtsakt lediglich der Erzeugung christlicher Nachkommen, nicht aber dem Hedonismus dienen. Sexuelle Begierden sollten unterdrückt werden. Somit ist es nicht weiter verwunderlich, daß auch die Mittel zur Anregung und Steigerung des Geschlechtstriebes, der Libido, Erotik und Sexualität verteufelt wurden. Erst in den 60er Jahren dieses Jahrhunderts trat eine entscheidende Wende ein. Die sog. ***Sexuelle Revolution*** entfachte eine erotische Freizügigkeit, und machte die Sexualität zum Gegenstand vielfältiger Gesprächsthemen, die ihr schließlich einen positiven Charakter eingestanden. Dadurch wurde die Sexualität aus ihrem Schattendasein erlöst, und war fortan kein offizielles Tabuthema mehr. Hingegen windet sich der Umgang mit Drogen immer noch in einer Atmosphäre der gesellschaftlichen Ächtung, die mit der Verfolgung von DrogenkonsumentInnen (und Junkies) einhergeht. Dieses Verhalten läßt wiederum prinzipielle Parallelen zur christlichen Hexenverfolgung erkennen, welche u.a aufgrund dessen in einem Abschnitt dieser Arbeit kurz erwähnt wird.

Die vorliegende Arbeit beschäftigt sich mit der Erotik und dem Gebrauch von aphrodisischen Mitteln unserer Ahnen und Nachbarn. Ich gehe der Frage nach, ob aktuell gebräuchliche Drogen von ihren KonsumentInnen ***bewußt*** als Aphrodisiaka verwendet, und welche Erwartungen an die jeweiligen Wirkungen gestellt werden. Welcher Zweck soll mit dem Gebrauch erfüllt werden? Hat sich das Leistungsdenken der heutigen

---

* Als *Mißbrauch* muß somit die falsche *Art und Weise des Gebrauchs* (bezüglich Häufigkeit und Menge) definiert werden, denn eine Droge allein macht m.E. nicht abhängig. Unsachgemäßer und ungeregelter Gebrauch kann hingegen unter Umständen zur Abhängigkeit führen. Zu hohe Dosierungen, Beikonsum von anderen Drogen (Polytoxikomanie) sind ebenso unsachgemäß, wie die Nichtbeachtung eines „richtigen" Sets und Settings.

Gesellschaft etwa auch auf das sexuelle Terrain ausgeweitet, sodaß Aphrodisiaka auf die pure potenz- und libidosteigernde Wirkung reduziert werden? Oder dienen solche Mittel der **Verschönerung** des sexuellen Erlebens? Da die aphrodisischen Rauscherfahrungen der KonsumentInnen *„sowohl von der psychischen Verfassung (Set) (...), wie von den situativen Bedingungen (setting), unter denen (...) die Droge"*[1] eingenommen wird, abhängen, interessiert mich desweiteren die Frage, ob es spezielle Sets und Settings zur Bestimmung des Einsatzes erotisierender Substanzen beim Sex gibt.

Gliederung

Zur befriedigenden Beantwortung dieser Fragen sind vorab einige Grundkenntnisse zur Thematik der Aphrodisiaka -das Verbindungsglied zwischen Drogen und Erotik- erforderlich. So liefert das zweite Kapitel dieser Arbeit eine Definition von Aphrodisiaka. Es schafft desweiteren einen Überblick über die verschiedenen erotisierenden Substanzen aus ethnopharmakologischer Sicht und zeigt ihren Stellenwert in der westlichen Industriegesellschaft auf.
Im dritten Kapitel befasse ich mich mit dem Einfluß der christlichen Religion -durch die Hexenverfolgungen- auf den Bedeutungswandel und den Umgang mit Aphrodisiaka, und gewährleiste somit einen Einblick in ihre Geschichte. In diesem Kapitel werde ich mich kurz fassen, da eine detaillierte Ausführung ansonsten den Rahmen dieser Arbeit sprengen würde.
Der Gebrauch von Aphrodisiaka geht mit der generellen Einstellung einer Kultur zu Drogen, und mit ihrer Umgangsweise mit Drogen einher. Beide Gebrauchsmuster sind meiner Meinung nach miteinander verknüpft, stellt doch die aphrodisische Verwendung von Drogen lediglich eine Spezifizierung des allgemein vorherrschenden Drogenkonsums auf den erotischen Lebensbereich dar. Um einen andersartigen kulturbedingten Umgang mit Drogen -und somit mit Aphrodisiaka- zu beleuchten, werde ich im vierten Kapitel den Drogengebrauch des Orients anhand eines Beispiels aufzeigen. Ich habe die orientalische Kultur gewählt, weil diese trotz missionarischer Veränderungen ihre grundsätzliche Haltung bezüglich ihres Dro-

gengebrauchs nahezu beibehalten hat. Diesem Umgang stelle ich die Konsumformen der europäischen Kultur gegenüber, und versuche eine Zuordnung der **sieben Funktionen des Drogengebrauchs** nach Blätter zu geben, um die Diskrepanz zwischen den beiden Kulturen zu betonen.

Das fünfte Kapitel gibt die historische Entwicklung der Sexualität wieder, und verdeutlicht dadurch die Parallelen zum Veränderungsprozeß des Drogengebrauchs. Zusätzlich versuche ich die **Sexualität als kulturelles Konstrukt** zu erörtern.

Die letzten beiden Kapitel enthalten den Forschungsanteil meiner Arbeit. Durch Interviews möchte ich Antworten auf die oben gestellten Fragen finden. Ich erläutere im Vorfeld die Erhebungssituation im Gesamten, um letztendlich das Forschungsergebnis im Resümee zusammenzufassen.

Anmerkung

[1] Vogt, I./ Scheerer, S., 1989, S.11

II. Theoretischer Rahmen: (Ethno)- Pharmakologie der Aphrodisiaka und ihre kulturelle Einbettung

DIE GEBURT DER APHRODITE

„Aphrodisiakum (gr.), nach der griech. Göttin Aphrodite benannte Mittel zur Anregung des Geschlechtstriebs"[1].

Zahlreiche Mythen schmücken die Geburt der **Aphrodite,** der Göttin der fleischlichen und lustvollen Liebe. Meine Version, welche aus der Zusammenlegung von zwei Geschichten besteht, habe ich den schriftlichen Werken *„Sexualität und Mythos"* von Jamake Highwater und *„Pflanzen der Liebe"* von Christian Rätsch entnommen. Dabei habe ich mich bemüht, mich auf das Wesentliche zu beschränken, obgleich die Erzählungen, die ich dazu las, allesamt sehr spannend und phantasievoll niedergeschrieben wurden:

Gaia, die Mutter der Erde, wurde aus sich selbst heraus geboren. Als sie Nachkommen gebar, waren dies allein ihre Kinder. Eines Tages gebar sie ihren Sohn Uranos, den Himmel. Dieser wurde zu ihrem untergeordneten Liebhaber. Aus der geschlechtlichen Verbindung zwischen Mutter und Sohn gingen monströse Wesen hervor - zwölf Titanen, drei Zyklopen und drei Riesen mit einhundert Händen, die Hekatoncheiren. Uranos verfluchte diese Geschöpfe, seine Kinder, weil er entsetzt war über deren Häßlichkeit. Er schleuderte sie kurzerhand in die Tiefen des Tartaros, einen Ort der Strafe. Gaia bat Kronos, den jüngsten ihrer Titanennachkommen, um Hilfe, um ihre Kinder zu befreien. Uranos soll sich inzwischen von der Erdgöttin getrennt haben. Anderen Mythen zu Folge war er immer noch der Liebhaber Gaias. Darüber, ob Kronos nun die Trennung von Uranos und Gaia rächen oder die Befreiung der Kinder der Mutter Erde bewerkstelligen sollte, herrscht ebenfalls keine Einigkeit. In den Aufzeichnungen von Hesiod aus dem 7. Jh. v. Chr., in welchen er die klassischen Mythen niederschrieb, die bis zu dieser Zeit durch Tradieren jahrtausendelang bestanden, ist zu lesen:

"Der Sohn aber streckte aus seinem Versteck die linke Hand aus, nahm mit der rechten die riesige Sichel, die lange, scharfzahnige, und schnitt die Geschlechtsteile des Vaters eilends ab. Dann warf er sie fort, daß sie wieder hinter ihn flogen. Nicht wirkungslos jedoch entflohen sie seiner Hand: Wieviel blutige Tropfen nämlich herunterfielen: alle nahm Gaia sie auf. Im Kreislauf der Jahre aber brachte sie darauf die starken Erinyen und die großen Giganten hervor, glänzend in Waffen, lange Speere in den Händen haltend. Hesiod, Theogonie"[2].

Nachdem Kronos das Symbol der Männlichkeit seines Vaters abgeschnitten hatte, fiel der Phallus in den Schoß der Gaia, in den Ozean, wo er das Meer befruchtete. *"Da öffnete sich die kosmische Vulva in Gestalt eines Kteis, einer Kammuschel, und gebar die nackte, sinnliche Aphrodite. Sie wurde von der Muschel getragen über das Meer an den Strand Zyperns gebracht. Dort verließ sie das Wasser, den Schaum ihrer Geburt. Überall, wo ihre schmalen Füße den Boden berührten, blühten wundervolle Blumen und Bäume auf. All diese Pflanzen sollten fortan von den Menschen, die der Liebesgöttin huldigten, als 'Pflanzen der Liebe' bei Festen und im Alltag verwendet oder verehrt werden"*[3].

Zudem besaß Aphrodite einen Zaubergürtel, welcher es vermochte, Liebe zu erzeugen, Liebesbegehren zu entfachen und erotische Abenteuer zu schenken. Der Mensch machte es sich nun zur Aufgabe, im Pflanzenreich nach Zaubermitteln zu suchen, die zur Liebe und sexuellen Glückseligkeit beitragen sollten. Die gefundenen Kräuter und Mittel wurden entsprechend *Aphrodisiaka* genannt.

Was sind Aphrodisiaka und welche Wirkungen haben sie auf den menschlichen Orga(ni)smus?

Als ich begann, mich im Zuge dieser Arbeit mit der Thematik der Aphrodisiaka auseinanderzusetzen, stellte ich fest, daß das Literaturrepertoire nicht so breit gefächert ist, wie zuvor von mir angenommen. Es existieren kaum literarische Werke, aus deren Titeln klar hervorgeht, daß sie sich direkt mit Aphrodisiaka beschäftigen. So mußte ich meine Recherche dahingehend ausdehnen, etliche Bücher -die zumeist Drogen und Sexualität im allgemeinen thematisieren- auf ihren Inhalt hin genauer zu durchforschen, um einzelne Aufsätze und Artikel zu finden. Das nahezu einzige Schriftwerk, welches ausschließlich aphrodisische Mittel und ihren Sachzusammenhang bearbeitet, stellt das einschlägige, und mit wunderschönen Illustrationen versehene Buch *„Pflanzen der Liebe"* von Christian Rätsch dar. Allerdings steht dabei der Blick zum rituellen und traditionellen Gebrauch derartiger Substanzen in der weit entfernten Vergangenheit und in anderen Kulturen im Vordergrund, nicht aber jener der heutigen Zeit. Dennoch -oder gerade deswegen- betrachte ich dieses Buch als eines der schönsten und interessantesten Schriften, die mich durch meine Arbeit begleitet haben.

Aphrodisiaka werden, wie sämtliche andere Drogen, jeweils aus zwei Sichten bestimmt. Eine Sichtweise richtet ihren wertenden Blick auf die Substanz und ihre Wirkungen; die zweite beinhaltet die kulturelle Bewertung. Ich werde im folgenden zunächst auf die Wirkungen von Aphrodisiaka eingehen:

Aphrodisischen Substanzen wurden und werden die unterschiedlichsten Wirkungen nachgesagt. Auf den männlichen Teil der Bevölkerung bezogen soll(t)en sie potenzsteigernd wirken und die sichtliche Männlichkeit in voller Größe aufleben lassen. Frauen wurde schon in früheren Zeiten eine gewisse „Frigidität" nachgesagt (das Fremdwörterbuch, der Duden 5, beschreibt Frigidität als *„Empfindungslosigkeit der Frau in bezug auf den Geschlechtsverkehr"*!). Diesen Frauen soll(t)en Mittel helfen, die geschlechtliche Begierde zu erregen und das Lustempfinden zu steigern.

Zur erweiterten Definition von Aphrodisiaka ergänzt Rätsch: *„Oft wurden Aphrodisiaka auch als Mittel angesehen, die die Unfruchtbarkeit beheben, die Zeugungsunfähigkeit beheben und die Gebärfähigkeit steigern können. Man erblickte in ihnen Mittel, die die Geburtsorgane kräftigen und so auf die Niederkunft vorbereiten sollen"*[4].

In der heutigen Leistungsgesellschaft werden Aphrodisiaka, die im Handel erhältlich sind, in erster Linie zur Steigerung einer verminderten Leistungsfähigkeit genommen. Es geht hierbei weniger darum, die Sinnlichkeit zweier (oder mehrerer) Menschen auf unbekannte Bewußtseinsbereiche zu erweitern, sondern vielmehr um die Beseitigung des zumeist männlichen Unvermögens.*

Manche Aphrodisiaka entstammen dem Tier- und Mineralienreich. Kurt Mayrhofer zählt in seinem *„Beitrag zur Analyse von Aphrodisiaka"* einige Beispiele von Liebestränken auf, die tierischen Ursprungs sind: *„Katzen- oder Eselhirn, Menstruationsblut, Hahnenkämme, gepulverte Schamhaare, Rhinozerushörner, Penis und Brunstschweiß eines Hengstes oder der Hoden eines Ziegenbocks"*[5]. Wie aus diesen Beispielen ersichtlich, entsprangen die gewonnenen Stofflichkeiten einem Analog - Denken der mittelalterlichen Medizin. So wurden wahrscheinlich Rhinozerushörner als das Abbild eines Phallus' betrachtet. Ob diese Mittel jedoch ihre gewünschte Wirkung erzielten, stellt auch Mayrhofer in Frage. Ich denke aber, daß die menschliche Psyche doch allgemein sehr gut auf Placebos anspricht. Insofern wurden und werden sie zumindest ihrer psychologischen Wirkung gerecht.

Um die Grenze der Überschaubarkeit meiner Arbeit nicht zu überschreiten, beschränke ich mich in meinem Verständnis von Aphrodisiaka auf pflanzliche und synthetisch hergestellte Mittel. Aphrodisiaka aus tierischen Erzeugnissen lasse ich in diesem Kontext außen vor. Es geht mir auch nicht um Stofflichkeiten, die angeblich Frigiditäten aus dem Weg räumen oder Impotenzen bekämpfen sollen, sondern um jene, die der Verschönerung der sexuellen Erfahrungen jeder/s Einzelnen dienlich sind. Aphrodisiaka, im etwas weiter gefaßten Sinne, bewirken auch durch Veränderungen im Bewußtsein und Sensibilisierung der Sinne ein phantasievolleres und intensiviertes sexuelles Erleben. Erotik und Drogen existieren dann in einem symbiotischen Einklang, der durch den Rausch, wenn er posi-

---

* Als Beispiel sei an dieser Stelle das momentane „Potenzmittel" Nr.1 zu nennen: die Viagra - Pille. Sie genießt zwar den Ruf eines Aphrodisiakums, ist jedoch, ihrem Wirkungsbereich zufolge, ausschließlich als Medikament zu bezeichnen (vgl. Hirscher, P., 1998, S.64).

tiver Natur ist, hervorgerufen wird. So gibt auch Schuldes in „Psychoaktive Pflanzen" Hinweise auf die sexuell erregende Wirkung etlicher Rauschmittel[6].

Es ist anzunehmen, daß jede Rauschdroge dieser Welt auch in der Erotik eingesetzt wurde, da eine von der individuellen Norm abweichende Liebeserfahrung immer eine Andersartigkeit der gewohnten Gegebenheiten bedeutet. Drogen haben die Eigenschaft, eine solche Andersartigkeit durch ihre spezifischen Wirkungen herbeizuführen. *„Häufig beschränkt sich der aphrodisische Effekt auf eine - allerdings unter Umständen erstaunlich intensive und eindrucksvolle - Aktivierung der Fähigkeit, den Partner in seiner Ganzheit wahrzunehmen und zärtlich zu ihm zu sein bzw. Zärtlichkeiten selbst anzunehmen"*[7].

Um zu untersuchen, auf welche Weise Aphrodisiaka auf den Menschen wirken, ist es auch -neben allen kulturellen „Konstruktionen"- notwendig, sich ihren chemischen Aufbau vor Augen zu führen. Dabei fällt auf, daß die meisten Pflanzen dieser Gruppe alkalische Wirkstoffe enthalten, die das Gehirnteil stimulieren, welches bei der Sexualität eine große Rolle spielt. *„In den aphrodisisch wirksamen Pflanzen wurden Alkaloide aus der Gruppe der Tropane (in den Nachtschattengewächsen), der Indole, Phenethylamine der Purine (aus den koffeinhaltigen Pflanzen), der ß-Carboline und der Opiate (aus Mohnpflanzen) isoliert. Diese Wirkstoffe zählen zu den stärksten Substanzen"*[8] mit berauschender und aphrodisischer Wirkung. Die Indole und Phenethylamine wirken psychedelisch und bewußtseinserweiternd, die ß-Carboline und Opiate regen die Phantasie an. Allen gemeinsam ist jedoch - mit Gradschwankungen - die stimulierende Wirkung. Im menschlichen Gehirn befinden sich Neurotansmitter (Überträgerstoffe), die dem chemischen Aufbau dieser Wirkstoffe entsprechen, und von daher eine ähnliche Wirkung entfalten können.*

---

* Der Hanf und der Weihrauch bilden hier eine Ausnahme, da sie keine Alkaloide, sondern Cannabinole enthalten. In ihrer Wirkung sind sie sich dennoch sehr ähnlich.

Josef Zehentbauer erläutert in seinem Werk - *„Körpereigene Drogen - Die ungenutzten Fähigkeiten unseres Gehirns"* - Methoden zur Mobilisierung körpereigener Drogen, welche ohne Einnahme äußerlicher Drogen (Medikamente) und ohne technische Apparaturen möglich sind. Er benennt eine Vielfalt von Möglichkeiten, welche von „*Aktivem Imaginieren*", über „*Meditation*" zu „*Sexualität*"[9] und vielem mehr reicht. Im Kontext meiner Arbeit ist die Sexualität herauszuarbeiten, wobei der geschlechtliche Höhepunkt als ein elementares Mittel zur Erlangung eines ekstatischen Zustands zu deuten ist. *„Bei intensiv erlebter Masturbation und bei heftigen Orgasmen in der Partnersexualität kann es durch die exzessive Mobilisierung von körpereigenen Psychedelika, Endorphinen und Dopamin zu rausch - und tranceähnlichen Bewußtseinszuständen kommen"*[10]. Somit stellt der Zustand der erotischen Ekstase gleichfalls eine hervorragende Möglichkeit der aphrodisischen Berauschung dar[11].

Zur detaillierteren Analyse von Aphrodisiaka in Chemie und Pharmazie empfehle ich die ausführliche Dissertation von Kurt Mayrhofer. Er untersucht unter anderem auch Extrakte pflanzlichen und tierischen Ursprungs von Arzneimitteln und Reinsubstanzen[12].

Der Name der Liebe

Es ist wirklich erstaunlich, welche Mittel in ihrer Geschichte schon als Liebesdroge Verwendung fanden. Auch im Internet sind aufschlußreiche Informationen zu aphrodisischen Nahrungsmitteln, Gewürzen und Pflanzen enthalten, die seit dem Altertum bekannt sind, in den letzten 100 Jahren in Vergessenheit gerieten, und heutzutage allmählich ihr „Come-back" feiern[13].

Auf den heutigen Stand bezogen, sind jedoch als Aphrodisiaka in erster Linie sämtliche illegalisierten Substanzen zu nennen. Ein Rückblick auf unsere historische Entwicklung in puncto Drogengebrauch macht es uns möglich, über den modernen Tellerrand der aktuellen Drogen hinauszusehen, und weiterführende Erkenntnisse über die unterschiedlichen Aphrodisiaka zu erlangen. Eine Aufführung ihrer Gesamtheit wäre

allerdings einer gesonderten Referierung wert, deren Anspruch hier nicht erfüllt werden kann.
Ich möchte in diesem Abschnitt unter anderem Mittel aufzeigen, deren erotisierender Wirkungsgehalt mir ursprünglich fremd war.*

Bei der Darstellung der Aphrodisiaka habe ich eine Auswahl aus dem Buch „*Pflanzen der Liebe*" von Christian Rätsch getroffen, die wiederum jedes referierte Mittel in ihrer Zubereitungsart und Wirkung kurz wiedergibt, damit sich die LeserInnen ein übersichtliches Bild verschaffen können. Im folgenden werden die aphrodisischen Pflanzen und Kräuter alphabetisch geordnet aufgeführt. Bei der Erstellung dieser Aufzählung wurde bewußt auf die Angabe der Dosis verzichtet, „*da kaum verläßliche Richtwerte vorliegen*"[14.]

Pflanzenname	Zubereitungsart	Wirkungsweise
Alraune	die frischen Früchte essen, die in Wein gelegte Wurzel trinken, die Blätter rauchen	*stark enthemmend, Libido anregend*
Ananas	die frische Frucht essen, den frisch gepreßten Saft trinken	*diuretisch, kräftigend*
Anis	als Gewürz von Speisen und Trünken	*anregend*
Basilikum	als Gewürz, Tee	*anregend*
Baumwollstrauch	Abkochung der Wurzel-Rinde	*abortativ, verstärkt Blutzufuhr in den Genitalien*
Bilsenkraut	Blätter oder Samen rauchen, in Wein eingelegt trinken	*sexuell enthemmend, halluzinogen*
Brennessel	Tee aus den Samen, Salben, rauchen	*hautreizend, durchblutend*

---

* Die Beweiskraft bezüglich der tatsächlichen Wirkung soll und kann hier ebenfalls nicht diskutiert werden, denn: ob eine Droge ihren Anforderungen als Euphorikum der Erotik gerecht wird oder nicht, entscheidet das individuelle Erleben, und unterliegt keiner Allgemeingültigkeit. Jeder Mensch reagiert je nach Gefühlslage und Stimmung different auf ein und dieselbe Droge. Daraus erklären sich Variationen von Mensch zu Mensch.

Chili	die frischen oder getrockneten Früchte essen	*reizend, stimulierend*
Damiana	wäßrige oder alkoholische Auszüge regelmäßig trinken oder rauchen	*stimulierend*
Dattelpalme	Datteln essen, Palmwein trinken	*kräftigend, berauschend*
Fliegenpilz	getrocknete Hüte essen oder rauchen	*anregend, psychedelisch*
Ginseng	Wurzelextrakte regelmäßig einnehmen	*tonisierend*
Granatapfelbaum	Früchte essen	*kräftigend*
Guarana	Samen aufbrühen	*stark stimulierend*
Hanf	weibliche Blüten rauchen, Harz einnehmen	*mild psychedelisch, macht erotisch sehr empfänglich*
Ingwer	Wurzelstock essen oder auskochen, aufbrühen	*anregend*
Kaffeestrauch	aus den gerösteten Bohnen Kaffee bereiten	*stark anregend*
Kalmus	Öl einnehmen, Tee trinken, Badezusatz	*anregend, hautreizend*
Karotte	als Gemüse, Rohkost	*kräftigend*
Knoblauch	Knolle roh oder gegart essen	*tonisierend, verjüngend*
Kokastrauch	Blätter mit Kalk auskauen oder rauchen, Kokain schnupfen	*zentral sehr stark stimulierend*
Koriander	als Gewürz von Speisen und Trünken	*anregend*
Kürbis	Kerne essen	*diuretisch, kräftigend*
Liebstöckel	als Gewürz	*anregend*
Meerrettich	als Gewürz	*anregend*
Mohn	Opium essen oder rauchen	*berauschend, sexuell erregend*
Muskateller-Salbei	Essenz einnehmen oder einatmen	*erotisch anregend*
Muskatnuss	„Nüsse", Macis oder Öl einnehmen	*stark anregend, berauschend*

Nelke	als Gewürz oder Öl einnehmen	*anregend*
Petersilie	als Gewürz, Wurzelaufguß trinken	*in hoher Dosis stark reizend*
Peyote	Buttons essen	*psychedelisch*
Pfeffer	als Gewürz	*anregend*
Rosmarin	als Gewürz, besonders als Badezusatz	*stark erotisierend auf die Haut*
Safran	die Fäden einnehmen	*anregend bis berauschend*
San-Pedro-Kaktus	Dekokte des frischen Kaktusfleisches, Rinde getrocknet essen	*psychedelisch, kräftigend*
Sellerie	frische Knollen essen	*anregend*
Senf	als Senf essen, als Gewürz	*anregend, reizend*
Sonnenblume	Tee aus den Blütenblättern	*anregend*
Spargel	als Gemüse essen	*diuretisch*
Stechapfel	Blätter oder Blüten als Tee trinken, Samen essen, Kraut rauchen	*psychedelisch stark berauschend, sehr erotisch*
Süsskartoffel	essen	*kräftigend*
Teestrauch	als Aufguß trinken	*anregend*
Tollkirsche	frische Beeren essen, Blätter rauchen	*halluzinogen*
Vanille	als Tinktur einnehmen	*anregend, kräftigend*
Weinrebe	Wein trinken	*berauschend*
Weizen	Weizenkeime essen oder das Öl einnehmen	*die Sexualorgane kräftigend*
Wermut	das Kraut rauchen, Absinth trinken	*leicht psychedelisch*
Yohimbe	Rindendekokte trinken	*stark erregend, potenzfördernd*
Zauberpilz	die frischen oder getrockneten Pilze essen	*sehr psychedelisch*
Zimt	als Gewürz von Speisen und Trünken, das Öl auf die Genitalien einwirken lassen	*anregend*

Begrifflichkeiten aus der Aufzählung wie anregend, kräftigend, halluzinogen und berauschend implizieren zwar nicht direkt eine aphrodisische Wirkung, können jedoch - je nach Set und Setting - eine erotisierende Wirkung zur Folge haben.

Wie aus der oben dargestellten Tabelle ersichtlich, sind wir alle, bei einem gut ausgerüsteten Gewürzregal, im Besitz zahlreicher aphrodisisch wirkender Mittel, die wir tagtäglich zumeist unbewußt unseren Mahlzeiten beimengen, um sie schmackhafter zu machen. Jene Kräuter sind Bestandteil unseres Lebens geworden, und werden wie selbstverständlich gebraucht. Andere Mittel wie z.B. der Kokastrauch, werden nur von einer bestimmten KonsumentInnengruppe verwendet, und vielleicht auch bewußt als Aphrodisiaka eingesetzt (siehe Forschungsergebnis dieser Arbeit). Hinzu kommt, daß manche Pflanzen dem Betäubungsmittelgesetz (BtmG) unterliegen. Dennoch sind sie gebräuchliche Substanzen.

Wie es sich mit der *kulturellen Einbettung von Aphrodisiaka* in unserer Gesellschaft verhält, werde ich im folgenden erörtern.

Die kulturelle Einbettung von erotisierenden Drogen

In der Entwicklungsgeschichte der Menschen haben sich bestimmte kulturelle Prägungen einer Gesellschaft mit der Zeit gefestigt. So sind unsere Auffassungen von Sexualität, und unsere Umgangsweise mit Drogen -wie auch unsere Ethik- und Moralvorstellungen- ebenfalls spezifisch in unserer Kultur verankert. Um Aphrodisiaka auf kultureller Ebene bewerten zu können, scheint es unumgänglich, den *Kulturbegriff* an sich im Vorfeld zu definieren. Dadurch möchte ich ein gültiges Verständnis des Kulturbegriffs schaffen.

Zur Bestimmung des Kulturbegriffs herrschen unterschiedliche Definitionen vor. AutorInnen, welche sich in ihren Büchern mit Kultur und kulturellen Werten im weitesten Sinne befassen, deuten den Kulturbegriff jeweils im Kontext ihrer Thematik. Jedoch scheint folgende Definition, die u.a. Jamake Highwater in „*Sexualität und Mythos*" vertritt, im allgemeinen zu überwiegen: „*Alle Kulturen, so auch unsere eigene, bestehen aus*

einer Verkettung von Strukturen, die soziale Formen, Werte und eine Kosmologie sowie den gesamten Wissensbestand beinhalten, durch den jeder Aspekt der Erfahrung vermittelt wird"[15].
Die zu einer bestimmten Zeit angenommenen kulturellen Werte einer Gemeinschaft gehen mit dem jeweiligen Erfahrungs- bzw. Wissensstand der Kultur einher. So verändern sich die kulturellen Wertvorstellungen gleichfalls mit der stetigen Entwicklung auf dem Gebiet der Wissenschaft und Erfahrung. Auch Andreas Wimmer beschreibt in seinem Artikel *„Zur Reformulierung eines sozialanthropologischen Grundbegriffs"*[16] die Instabilität des Kulturbegriffs. Trotz dieses Entwicklungs- und Veränderungsprozesses sind wir in unserem Kulturbegriff jedoch sehr festgefahren, und weichen lediglich milimeterweise davon ab, damit wir uns selbst nicht von unserer eigenen Kultur entfremdet fühlen. So fiel und fällt es beispielsweise den meisten Mitgliedern unserer Gesellschaft schwer, Homosexualität zu akzeptieren, da es ein von der bestehenden Norm abweichendes Verhalten darstellt. Daher wird Homosexualität von der herrschenden Kultur mit Abwertung geahndet. Diese Abwehr von der eigenen Angst überträgt sich gleichfalls auf deviantes Verhalten, wie es z.B. der Konsum von illegalisierten Drogen darstellt. So werden die betreffende KonsumentInnengruppe und Homosexuelle als einer **Subkultur** zugehörig bezeichnet. Auf diese Weise wird es der herrschenden Kultur ermöglicht, sich von diesen Subkulturen zu distanzieren, da Subkulturen ihre eigenen Werte und Normen haben[17]. Die Werte, die eine Subkultur ausmachen, werden dann nur speziell auf diese zurückgeführt.

Falls sich eine überragende Mehrheit den subkulturellen Wertvorstellungen anschließt, können diese in die herrschende Kultur übernommen werden. In diesem Fall erfährt diese Kultur eine maßgebende Erweiterung, welche von der herrschenden Gesellschaft akzeptiert wird. Meist unterliegt diese Veränderung dem Gewohnheitsprinzip, welches eine Eingliederung in die allgemeingültige Kulturstruktur erst ermöglicht. Auch Wolfgang Rudolph setzt sich in seiner *„Cultural Anthropology und das Wertproblem"* detailliert mit den kulturellen Werten auseinander, und gelangt zu der Einsicht, daß *„Kulturen keine geschlossenen, sondern historisch gewachsene Systeme* (sind), *die sich wandeln können und dies in mehr oder weniger* *starkem Maße auch ständig tun. Die Ursachen hierfür können intern oder extern sein und sowohl auf naturgegebenen als auch durch Menschen vermittelten Einflüssen beruhen. Extern - menschlicher Einfluß bedeutet Kulturkontakt, der entweder durch kompaktes Aufeinandertreffen von Kulturen oder durch Vermittlung von nach irgendwelchen bewußten oder unbewußten Kriterien ausgewählten Vertretern vonstatten geht"*[18].

In Artikel 2, Absatz 1 des Grundgesetzes (GG) steht: *„Jeder hat das Recht auf die freie Entfaltung seiner Persönlichkeit, soweit er nicht die Rechte anderer verletzt und nicht gegen die verfassungsmäßige Ordnung oder das Sittengesetz verstößt"*. Die Egalität erfährt allerdings ihre Einschränkung durch die „Erfindung" des Betäubungsmittelgesetzes (BtmG). Beide Gesetze sind als Manifeste unserer Kultur zu betrachten, und schreiben dem Volk vor, welche Bedürfnisse es haben darf und welche nicht. Vor allem aber bestimmt primär das BtmG, wie diese Bedürfnisse befriedigt werden dürfen. Der individuellen freien Entfaltung wurde durch die herrschende Kultur ein Riegel vorgeschoben und geht in ihr verloren, zugunsten einer Gemeinschaft, die aufgrund fehlenden Wissens über manche Substanzen diese verurteilen. Jene Inakzeptanz drängt einen nicht gerade unerheblichen Teil eines Volkes in die punitive Ecke der Illegalität. Von einer gemeinschaftlichen und zusammenhaltenden Kultur im herkömmlichen Sinne kann in diesem Kontext nicht die Rede sein.

Es gab eine Zeit, in welcher Aphrodisiaka Bestandteil einer akzeptierenden Kultur waren. Inwieweit nun die Verwendung von Aphrodisiaka heutzutage in diesem Verständnis einer Subkultur zugehörig ist, oder ob deren Gebrauch allmählich in die Gesellschaftskultur integriert wurde, möchte ich im folgenden erörtern.

Unter dem Deckmantel der Legalität können einige aphrodisische Pflanzen - vorwiegend Kräuter - straflos verwendet werden. Aphrodisiaka werden im BtmG nicht grundsätzlich als Betäubungsmittel deklariert, obgleich es unter ihnen Stoffe und Zubereitungen gibt, deren Verwendung und Besitz illegal ist (wie z.B. Hanf, Kokastrauch, Peyote und Zauberpilze). Das bedeutet, daß jene Aphrodisiaka, die im BtmG verankert sind,

aufgrund der Illegalität keine Einbettung in die herrschende Kultur genießen können. In der illegalisierten Subkultur der „Kokser" und „Hascher" sind sie allerdings beliebte und verheißende Stimulanzien (vgl. Forschungsergebnis). Die Überprüfung der Integration von erotisierenden Mitteln in die herrschende Kultur bedeutet ein Verzicht auf diejenigen Substanzen, die unter das BtmG fallen. Somit befaßt sich die Frage nach der kulturellen Einbettung von Aphrodisiaka mit der herrschenden Kultur, und umschließt in diesem Kontext die handelsüblichen -und von daher legalen- Mittel.
Aphrodisische Präparate können zum einen über Apotheken, und zum anderen über Sexshops legal bezogen werden. Die Substanzen, welche in Apotheken angeboten werden, sind demzufolge verkehrs- und verschreibungsfähig, bzw. verschreibungspflichtig. Um Informationen über die handelsüblichen Präparate zu erhalten, suchte ich einige Apotheken auf. Durch die freundliche Mitarbeit der Apothekerinnen konnte ich die unten aufgeführte Liste (Stand 4/98) zusammenstellen, welche alphabetisch geordnet ist.

Handelsname Hersteller Darreichungsform	Indikation	*Inhaltsstoffe*
Kaota Augustin Dragees	Aufbaumittel, Phytopharmaka, Stärkungsmittel: Sexualtonika	*Pseudocinchonawurzel, Muira-puama-Trockenextrakt, Damianablätter-Trockenextrakt DL-(-Tocopherol*
Liebestropfen Hoffmann/Berlin Tropfen	Aufbaumittel, Phytopharmaka, Stärkungsmittel: Sexualtonika	*Damianablätter-Fluidextrakt, Teeblätter-Fluidextrakt, Ginsengwurzel-Fluidextrakt*
Sexual-Tonikum Grubel Silkana Tonikum	Aufbaumittel, Phytopharmaka, Stärkungsmittel: Sexualtonika	*Muira-puama-Trockenextrakt, Kolasamen-Trockenextrakt, Coffein, Theobromin, Damianablätter-Trockenextrakt, Ginsengwurzel-Trockenextrakt*
Sexual-Tonikum Silkana Kapseln	Aufbaumittel, Phytopharmaka, Stärkungsmittel: Sexualtonika	*DL-(-Tocopherolacetat, DL-(-Tocopherol, Kolasamen-Trockenextrakt, Muira-puama-Trockenextrakt*
Testasa E Chefaro Kapseln	Aufbaumittel, Phytopharmaka, Stärkungsmittel: Sexualtonika	*Yohimberinden-Extrakt*

Yohimbin Spiegel Solvay Tabletten	Aufbaumittel, Phytopharmaka, Stärkungsmittel: Sexualtonika	*Yohimbin hydrochlorid*
Zumba N Zumba Dragees	Aufbaumittel, Phytopharmaka, Stärkungsmittel: Sexualtonika	*Kolasamen-Trockenextrakt, Ginsengwurzel-Trockenextrakt, Yohimberinden-Trockenextrakt*

Die Aufführung der Inhaltsstoffe zeigt auf, daß auch heutzutage noch die altbewährten Mittel als Aphrodisiaka verwendet werden (vgl. hierzu die Tabelle S. 19–21 in diesem Buch). Unterschiede lassen sich jedoch in der Darreichungsform feststellen. Die Pflanzen werden nicht mehr in ihrer Ursprungsform gebraucht, sondern in Pillen- oder Tropfenform gereicht, was aber im Zeitalter der Tabletten auch nur zeitgemäß ist. So übernimmt die Industrie den Stellenwert und die Aufgabe der kräuterwissenden Frauen: sie kümmert sich um die Zubereitung der Stoffe und deren mengengerechte Zusammensetzung, um die gewünschte Wirkung bei den KonsumentInnen zu erzielen.

In den Gesprächen mit den Apothekerinnen stellte sich heraus, daß die Nachfrage nach anregenden Substanzen kaum nennenswerte Zahlen hervorbringt[19]. Der Boom der Viagra - Pille, die seit dem 1.10.98 auch auf dem deutschen Markt erhältlich ist, beweist jedoch einen enormen Bedarf an potenzsteigernden Mitteln, wobei ich an dieser Stelle nochmals darauf hinweisen möchte, daß der Hersteller Pfizer immer wieder betont, daß *„Viagra lediglich ein Mittel gegen Impotenz"*[20], und somit als Arznei gegen erektile Dysfunktion, nicht aber als Aphrodisiakum zu betrachten ist.

Die zweite Anlaufstelle für den Kauf von Aphrodisiaka stellen die etablierten Sexshops dar. Auch diese habe ich aufgesucht, um ein Bild von Angebot und Nachfrage zu erhalten. Die Angebotspalette manifestiert eine reichhaltige Auswahl, die lediglich durch eine phantastische Namensgebung überboten wird (siehe Anhang 1). Da fällt es sicherlich nicht leicht, eine Entscheidung zu treffen. Hier, so dachte ich jedenfalls, müßte jede/r das richtige Produkt für sich finden. Den Ausführungen der Sexshops - Mitarbeiter zufolge, hält sich das Interesse an derartigen Präparaten jedoch ebenfalls in engen Grenzen. Der Anregungsbedarf zu Sexspielereien und Phantasien wird eher durch Videofilme und Reizwäsche gedeckt. In Süddeutschland, so versicherte man mir, sei die Nachfrage nach Erotika nennenswert höher als in Norddeutschland. Es wäre zweifellos ein interessantes Forschungsvorhaben, wenn man versuchen würde, die Hintergründe dieser unterschiedlichen Aufmerksamkeiten zu eruieren.

Für meine Arbeit möchte ich abschließend zur Frage der kulturellen Einbettung festhalten, daß das bestehende Angebot an aphrodisisch wirkenden Mitteln eine Vielfalt wiedergibt, die weit über die „Spanische Fliege" hinausgeht. Sexshops erweisen sich als am Rande integrierte subkulturelle Einrichtungen. Den Etablissements der Sexshops hängt immer noch das Bild der Hinterhofkulisse nach. Trotz alledem existieren sie und machen kein schlechtes „Geschäft" mit der Sexualität. Die Tabuisierung der Sexualität geht Hand in Hand mit der Tabuisierung des Besuchs eines Sexshops. Zwar werden Sexshops von etlichen Menschen besucht, aber keiner will es zugeben, da es nicht die breite Akzeptanz der herrschenden Kultur widerspiegelt. Das deutsche Sexleben spielt sich eben hinter gut zugezogenen Gardinen ab, die ich mit meiner Untersuchung ein wenig öffnen möchte. Der Blick hinter die Gardinen gewährleistet eventuell eine interne Sicht über gebräuchliche (illegalisierte) Aphrodisiaka.

Handelsübliche Aphrodisiaka aus Apotheken oder Sexshops werden von industriellen Pharmakologen hergestellt. Im (Spät-) Mittelalter und in der (beginnenden) Neuzeit fiel der Zuständigkeitsbereich für die Zubereitung etlicher Arzneimittel -und im Einklang damit die Herstellung aphrodisisch wirkender Substanzen- auf die kräuterwissenden Frauen zurück. Diese Frauen wurden und werden zumeist als **Hexen** tituliert, *„die das überlieferte Wissen um Kräuter und natürliches Heilen bewahrten"*[21]. Ich möchte diese Bezeichnung für den weiteren Verlauf meiner Arbeit übernehmen, und herausstellen, daß ich unter Hexen diejenigen Frauen verstehe, die in der damaligen Zeit das enorme Wissensgut über etliche Kräuter und Pflanzen pflegten.

Der nachstehende Aufsatz handelt von aphrodisischen **Hexenkräutern** vergangener Zeiten, und bietet einen kleinen Rückblick in die Geschichte der Aphrodisiaka.

Anmerkungen

1. Neues Großes Lexikon, 1989
2. Highwater, J., 1990, S. 60
3. Rätsch, C., 1995, S. 116
4. Rätsch, C., 1995, S. 9
5. Mayrhofer, K., 1987, S. 2
6. vgl. Schuldes, B. M., Erscheinungsjahr unbekannt
7. Schmidbauer, W./vom Scheidt, J., 1989, S. 62
8. Rätsch, C., 1995, S. 192
9. Zehentbauer, J., 1994, S. 188
10. Zehentbauer, J., 1994, S. 188
11. vgl. hierzu Metzner, R., 1992, S. 69
12. vgl. Mayrhofer, K., 1987
13. vgl. Internet I
14. Rätsch, C., 1995, S. 33
15. Highwater, J., 1992, S. 25
16. Wimmer, A., 1996, S. 401–425
17. vgl. hierzu Definition von Subkultur im Wörterbuch der Soziologie von Hartfield, G./Hillmann, K. H., 1982
18. Rudolph, W., 1959, S. 76
19. vgl. hierzu Jahrbuch Sucht 1993–1998
20. Hirscher, P., 1998, S. 65
21. Starhawk, 1987, S. 221

III. Hexenkräuter – Kräuterhexen: ein historischer Rückblick

LIEBESZAUBER - HEXENTRÄNKE

Frauen wurden schon seit altersher mit Sinnlichkeit und Erotik in Verbindung gebracht. Wenn wir von **Liebeszauber** oder **Liebestränken** des Mittelalters sprechen, so denken wir in erster Linie an den Hexenkult. In dem eindrucksvollen dreibändigen Werk von Gisela Völger und Karin von Welck „*Rausch und Realität: Drogen im Kulturvergleich*" ist ein Aufsatz von Thomas Hauschild, welcher den „Hexensabbat" als den Höhepunkt der „*Vorstellungen über das wilde Treiben der Hexen*"[1], der erotischen Freizügigkeit und des sexuellen Erlebens darstellt. Das Bild der auf einem Besenstiel reitenden Hexe hat sich bis heute durch märchenhafte Erzählungen in unseren Köpfen verfestigt.

Dieser **Hexenflug** ist grundlegend auf die wirkungsvolle Pharmakologie der erotisierenden **Hexensalben**[2] zurückzuführen, deren Präparation anhand des „richtigen" Wissens über Pflanzen und Kräuter gelungen ist. Die Hexen wußten um die Wirkungsweise der Inhaltsstoffe dieser Salbe, und auch etliche Wissenschaftler und Pharmakologen haben sich später mit der Zusammensetzung beschäftigt, und herausgefunden, daß vor allem die Nachtschattengewächse (Tollkirsche, Bilsenkraut, Stechapfel, Mandragora) als Basis dienten. Zuweilen ergänzten Opium und Cannabisextrakte, „*gelegentlich auch Schierling, Taumelloch und Kanthariden ('spanische Fliege', ein viel gepriesenes, aber bereits in geringfügig überhöhter Dosis lebensgefährliches Aphrodisiakum)*"[3] die Zubereitung der aphrodisischen Salben.

Neben den Hexensalben existierte allerdings eine Vielfalt sog. Liebestränke. Bei meinen literarischen Nachforschungen zu derartigen Mixturen fand ich das Buch „*Liebeszauber*" von Gerina Dunwich, welches diverse Anleitungen zur Herstellung von aphrodisisch wirkenden Mischungen beinhaltet. Die beschriebenen Liebeszauber sind als eine Neuentdeckung vergessenen Wissens aus der Vergangenheit zu betrachten, welche verschiedene Möglichkeiten zu interessanten erotisierenden Zwecken liefert. Vier Beispiele sollen die Vorstellungskraft der

LeserInnen über altertümliche Kräuter- und Methodenanwendungen ein wenig anregen.

„Zigeuner-Liebestrank

Sie benötigen dafür folgende Zutaten:
1 Tasse Wasser
3/4 Tasse Rotwein
1 TL Fenchel
1 TL Eisenkraut
3 Prisen Muskatnuß
(TL = Teelöffel)

Geben Sie alle Zutaten in einen kleinen Topf, stellen Sie diesen auf den Herd und lassen Sie den Sud aufkochen. Setzen Sie sich mit einer rosafarbenen Kerze vor den Topf und konzentrieren Sie sich auf die Person, von der Sie sich Liebe wünschen. Wiederholen Sie dreizehn Minuten lang laut ihren Namen. Nehmen Sie dann den Kessel vom Herd und sieben Sie den Trank durch ein Tuch. Geben Sie etwas Honig zum Süßen hinzu und reichen Sie den Liebestrank Ihrem Angebeteten.
Bitte beachten Sie: Den Zigeunertrank müssen Sie in einer Freitagnacht bei zunehmendem Mond zubereiten. Sollte sich der Mond noch dazu in einem der Venus-regierten Zeichen (Stier oder Waage) befinden, umso besser!"[4]

„Alraunen - Aphrodisiakum

Ein starkes Aphrodisiakum erhalten Sie, wenn Sie ein ganz kleines Stückchen pulverisiertes, weibliches Alraunblatt in eine Tasse mit Wein geben. Eine kleine Warnung: Seien Sie vorsichtig, wenn Sie mit Alraunwurzeln arbeiten, denn es handelt sich hierbei um eine sehr wirkungsvolle, magische Pflanze. Die Verwendung zu großer Dosen kann zu Delirium oder einem schmerzhaften Tod führen."[5]

„Venus-Aphrodisia-Wein

Kochen Sie zwei Teelöffel Passionsfruchtsaft, zwei gemahlene Wacholderbeeren und eine Prise getrockneten und gemahlenen Basilikum in Rotwein auf. Sprechen Sie dabei:

VENUS-WEIN
DER KOCHT UND SCHÄUMT
ENTFLAMME LEIDENSCHAFT
ENTFLAMME LEIDENSCHAFT"[6]

In alten Hexen- und Zauberbüchern finden sich etliche *„Rezepte für Zaubertränke und Aphrodisiaka, für die Tier- (und Menschen-) Teile und sogar deren Blut gebraucht wurden. Solche Zutaten werden jedoch von der modernen Hexenzunft (...)* ***niemals*** *verwendet"*[7]. Demnach klingt der „Liebestrank aus dem Mittelalter" ausgesprochen makaber, wahrscheinlich nicht nur auf die heutige Zeit bezogen. Am Rande soll aber auch dieser Liebestrank als Anekdote Erwähnung finden. Er ist allerdings nicht unter der Rubrik der Nachahmung einzuordnen:

„Liebestrank aus dem Mittelalter

Das Herz einer Taube, die Leber eines Spatzes und die Niere eines Hasen werden getrocknet und zu einem feinen Pulver gemahlen. Dieses vermengt man mit der gleichen Menge eigenen Blutes, das ebenfalls getrocknet und zerrieben wurde. Wenn der Mond in einem Venus-Zeichen steht, streut man das Liebespulver in das Essen oder Trinken der Person, deren Liebe man sich erhofft. Sobald sie es getrunken oder gegessen hat, wird ihre Liebe erwachen"[8].

Vor allem in der Zeit der Hexenverfolgungen galten Zaubereien, die einen anderen Menschen zur Liebe -und vor allem zum Sex- verführen sollten, als Vergehen, und wurden mit Gefängnis, Folter und sogar mit dem Tod bestraft. Die kräuterwissenden Hexen wurden von den Christen verfolgt und verbrannt, da sie ihnen ein unheiliger Dorn im Auge waren. Sexualiät und der Gebrauch aphrodisisch wirkender Mittel (und anderer Drogen) sind Zeichen von Lust und Leidenschaft, welche die christliche Moral unterdrücken und auslöschen wollte. Das Kräuterwissen wurde zum Teil damals zusammen mit den Hexen auf dem Scheiterhaufen verbrannt. Das heutige Kräuterwissen beschränkt sich auf ca. 5000 von insgesamt 400.000 weltweiten Pflanzenarten - eine peinliche Ausbeute für die botanische Wissenschaft.

Barbara und Dieter Beckmann veröffentlichen im März 1998 ihr Buch über *„Das geheime Wissen der Kräuterhexen"*. In diesem führen sie die Hexenverfolgungen zur Erklärung der Vernichtung pharmakologischen Wissens über Kräuter und Pflanzen an. Die mit den Hexenverfolgungen einhergehenden Hexenverbrennungen wiesen dabei überwiegend den Charakter obszöner Schauveranstaltungen auf. Als ein Kernmittel benennen Beckmann / Beckmann u.a. die *„Verteufelung weiblicher Sexualität"*[9]. Die Vermischung von religiösem Fanatismus und aufgestauter Sexualität auf Seiten der Kirchenväter und Mönche ist unübersehbar. *„In den Klöstern selbst muß durch ein Gemisch aus heterosexuellen Wünschen und homosexueller Praxis eine Affektflut von verdrängten Wünschen nach und Ängsten vor Frauen geherrscht haben, die sich in Dämonisierung umsetzte"*[10].

Durch ihre praktizierten Hexenverfolgungen und ihre verpönte Sicht über Sexualität und Freude, fungierten die Christen als ein entscheidender Faktor (sicherlich spielt das damalige politische System ebenfalls eine entscheidene Rolle) in der Vernichtung pharmakologischen Kräuterwissens. Die Illegalisierung der heute nutzbaren aphrodisischen Rauschdrogen läßt Parallelen zur damaligen Verteufelung von „Hexenpflanzen" offensichtlich erkennen. Wieder wird mit Verachtung auf diejenigen gezeigt (und mit neumodischen Sanktionen gestraft), die jene Pflanzen sinnbringend genießen, da das Allgemeinbild der herrschenden Kultur eine andere Meinung wiederspiegelt - eine Meinung, die von Unkenntnis und Unwissen geprägt ist. Wann setzt bei den Menschen endlich ein Lernprozeß zur allgemeinen Akzeptanz ein, die eine Verfolgung von Minderheiten und Schwächeren ablöst?

---

[1] Hauschild, T., 1982, S. 621
[2] Schmidbauer, W. / vom Scheidt, J., 1989, S.172f
[3] ebd. S.172
[4] Dunwich, G., 1997, S.7
[5] ebd. S.76
[6] ebd. S.76
[7] ebd. S.50; Hervorhebung im Original
[8] ebd. S.52
[9] ebd. S.32
[10] ebd. S.31

IV. Aphrodisiaka im sozio-kulturellen Vergleich

DIE SIEBEN FUNKTIONEN DES DROGENGEBRAUCHS (NACH BLÄTTER)

Nicht nur unsere Vergangenheit, sondern auch der Blick in andere Kulturen zeichnet ein differentielles Bild vom Umgang mit Drogen und Aphrodisiaka. Die Art und Weise des europäischen Drogengebrauchs hat sich in einem jahrhundertelangen Prozeß u.a. aus der stetig steigenden wirtschaftlichen Industrialisierung heraus entwickelt. Völger / von Welck beschreiben in *„Rausch und Realität: Drogen im Kulturvergleich"* deutlich die veränderten Einstellungen zum Drogengebrauch in unserer Kultur, und den damit einhergehenden Wertewandel bezüglich Rausch und Ekstase. In diesem Schriftwerk bietet Legnaro in einem Aufsatz zum einen interessante *„Ansätze zu einer Soziologie des Rausches - zur Sozialgeschichte von Rausch und Ekstase"*[1] an, wobei er den „Rationalismus" zur Begründung der negativen Bewertung von Rausch und Ekstase herausstellt. Zum anderen untersucht er in einem zweiten Aufsatz *„Alkoholkonsum und Verhaltenskontrolle - Bedeutungswandel zwischen Mittelalter und Neuzeit in Europa"*[2] die Faktoren, die zur Veränderung der Verhaltensmuster im Umgang mit Alkohol und der Einstellungen zum Alkoholrausch beigetragen haben.

Außerhalb unserer durch Scheuklappen gekennzeichneten Sichtweise über die Thematik des Umgangs mit Drogen und Aphrodisiaka existieren in anderen Kulturen nahezu dionysische Verhältnisse zum Konsum von berauschenden und aphrodisischen Mitteln. Anhand eines Beispiels der „Liebesdrogen im Reich des Orients" möchte ich in diesem Kapitel jene Andersartigkeit -und den Unterschied zwischen der orientalischen und unserer Kultur- plausibel machen. Dabei geht es darum, den Blick über die Scheuklappen hinaus zu wagen, und den Einfluß einer anderen Kultur auf die Verwendung kulturinhärenter Genußmittel -speziell von Aphrodisiaka- darzulegen. Hier wird die Korrelation zwischen Drogen und Erotik durch ihr verbindendes Glied der Aphrodisiaka nur allzu deutlich.

Bezeichnend für die Differenz zwischen den Kulturen sind die Beweggründe, die zum unterschiedlichen Einsatz von Drogen führen. Um also einen Vergleich zwischen der orientalischen und der europäischen (okzidentalen) Drogenkultur erstellen zu können, bedarf es einer Betrachtung der ihrem jeweiligen Drogengebrauch zugrundeliegenden „Funktionen". Die Wirkungsbereiche beziehen sich nach Blätter sowohl auf die „*manifesten, intendierten Funktionen*", als auch auf die „*latenten, nicht-intendierten, oft unbewußten und unbemerkten Funktionen*"[3].

„*Die Funktionen des Drogenkonsums sind (...) in den Wirkungen oder Effekten seiner Ausübung (...) in einem kulturellen Rahmen zu finden. Der kulturelle Rahmen bestimmt dabei wesentlich mit, welche Drogen verwendet und welche Funktionen mit ihnen realisiert werden können*"[4].

Blätter erörtert im weiteren Verlauf ihrer Arbeit zu „*Kulturellen Ausprägungen und die Funktionen des Drogengebrauchs*" detailliert die „*sieben Funktionen des Drogengebrauchs*"[5], die ich im folgenden bezüglich ihrer wesentlichen Bedeutung skizziere, um anschließend eine Zuordnung der Funktionen auf den Orient und den Okzident zu treffen, und den Unterschied herauszustellen:

1. Religiöse Funktionen

Die Bedeutung dieser Funktion liegt in der bewußtseinsverändernden und berauschenden Wirkung, deren Verlauf religiös interpretiert wird. Gerade halluzinogene Drogen wie LSD, Psilocybin, Peyote und Mescalin werden für diesen Zweck verwendet, da sie „*tiefgreifende Veränderung in der Wahrnehmung der Wirklichkeit*" erzeugen, und eine andere Realität sichtbar werden lassen. Meist ist der religiöse Konsum in festgelegten Riten und in die jeweiligen Kulturen eingebunden. Auch stärkt religiöser Drogenkonsum das „*Zusammengehörigkeitsgefühl der Gruppenmitglieder*", der „*kulturellen Werte und Weltbilder*".

2. Identitätsbildende und gruppenkohäsive Funktionen

Die mit einem kollektiven Drogenkonsum einhergehenden Funktionen umschließen primär das Gefühl der Gemeinsamkeit und das „*emotionale Wir-Gefühl*". Konsumbezogene Riten und Regeln sind gruppenspezifische Charaktermerkmale des Konsums. Auf kultureller und sozialer Ebene findet eine Identitätsbildung jedes Gruppenmitgliedes statt, die durch die Solidarität getragen wird. Auf psychologischer Ebene wird „*durch Drogen (...) persönliche Identität gebildet, erfolgt Orientierung und Sinnfindung*".

3. Kompensations- und Ventilfunktionen

Hierbei stehen die „*Triebbefriedigung*" und der „*Ausgleich von Spannungszuständen*" im Vordergrund. Die „psychologische Kompensation" wird begleitet durch die Annahme, daß Drogenkonsum emotionale und soziale Konflikte dauerhaft gewinnbringend kompensiert. Tatsächlich bewirkt der Rausch (je nach Wirkungsgrad der Droge) zumeist eine „*angenehme Stimmunglage*" und dient als „*Entspannungshilfe auch bei ungewöhnlichen Belastungen*".

4. Hedonistische Funktionen

Blätter stellt die Behauptung auf, daß hedonistische Funktionen „*immer in Gemeinschaft mit anderen (...) Funktionen*" auftreten. Ich vertrete die Meinung, daß Drogenkonsum sehr wohl lediglich der Erfüllung von Sinnenlust und Genuß dienen kann, und andere Funktionen nicht zwangsläufig mitagieren müssen. Das höchste ethische Prinzip des Hedonismus' ist das Streben nach höheren Freuden und „*Seelenfrieden*" und, darüber hinaus, die „*Notwendigkeit einer Rehabilitation des Lustprinzips*".
Ich stimme mit Blätter jedoch in ihren weiteren Ausführungen, daß „*die Vorlieben für bestimmte Drogen, die Konsummuster und Einstellungen ihnen gegenüber (...) Rückschlüsse auf die kulturelle und soziale Zugehörigkeit der Konsumenten*" zulassen, überein.

5. Medizinische Funktionen

Die Bedeutung der medizinischen Nutzung von Drogen wird durch die bewußtseinsverändernde Wirkung vieler Drogen akzentuiert. Sie nimmt desweiteren einen periphären Platz in der Beurteilung der Gewichtigkeit der sieben Funktionen ein. So haben z.B. die illegalisierten Drogen Kokain, Heroin und LSD direkte Berührungspunkte zur pharmazeutischen Forschung, sind sie doch aus ihr entstanden. Aber auch die *„traditionellen Drogen wie Cannabis, Opium und Tabak* (wurden) *zunächst aufgrund ihrer medizinischen Qualitäten gehandelt und konsumiert (...)"*. Schnell wurde entdeckt, daß diese Mittel zudem berauschend wirken. Drogen werden eingesetzt, um das positive gesundheitliche Empfinden zu fördern.

Die durch diverse Drogen hervorgerufene Entspannung trägt wesentlich zum allgemeinen Wohlbefinden bei. Es könnten zum Teil chemische Psychopharmaka durch entsprechend wirkende, natürliche Substanzen ersetzt werden. So sollen sich Cannabisprodukte (oral verabreicht) beispielsweise positiv auf die Atemwegserkrankung Asthma auswirken. Aber auch zur Behandlung von AIDS- und KrebspatientInnen, von Glaukomen etc. kann Cannabis zum Einsatz kommen.

6. Ökonomische Funktionen

6.1. Leistungssteigernde Funktionen

Der Einsatz mancher Drogen zur Steigerung der Leistungsfähigkeit ist seit altersher bekannt (z.B. Tee, Kaffee und Kokablätter). So wuchs die Popularisierung der Modedroge Kokain u.a. mit dem Hintergrund seiner leistungssteigernden Wirkung heran. Der perpetuierende Leistungsanspruch an die Gesellschaft zeichnet sich durch den gleichfalls steigenden Beliebtheitsgrad derart wirkender Mittel aus. *„Die 'klassischen Drogen' Opium, Cannabis und Alkohol sind dabei immer mehr durch Produkte der Pharmaindustrie ersetzt worden, die als Anregungsmittel die Leistungsbereitschaft erhöhen oder als Beruhigungsmittel helfen, in Streßsituationen Ruhe und Entspannung zu finden und damit ebenfalls die Leistungsfähigkeit steigern"*.

Blätter fügt hinzu, daß die leistungssteigernde Wirkung auf der *„psychologischen Ebene"* einsetzt, d.h., daß die *„Erwartungs-*

haltung eines Konsumenten" die Wirkung einer Droge wesentlich beeinflußt.

6.2 Kommerzielle Funktionen
Der Bedeutungsinhalt der kommerziellen Funktionen erklärt sich aus dem florierenden Drogenmarkt. Damit sind nicht nur der Schwarzmarkt, sondern auch große internationale Konzerne angesprochen, die *„neue Drogen (...) eigens zum Zweck der Profitmaximierung"* entwickeln. Produzenten und Händler ziehen aus den Geschäften mit den Wunschvorstellungen der KonsumentInnen ihren finanziellen Vorteil. Zur Verdeutlichung des kommerziellen Aspektes sind Industrieprodukte wie z.B. Red Bull, Guarana, Ephidrin und Koffeintabletten anzuführen. Die Hersteller bauen dabei auf die Funktion der Leistungssteigerung auf, welche von den KonsumentInnen derartiger Mittel beabsichtigt wird.

7. Politische Funktionen

„Auf der individuellen Ebene des Konsumenten wirken politische Funktionen von Drogenkonsum als Symbolisierung von Einstellungen, als identitätsbildende und kohäsive Funktionen also und vielfach als Ruhigstellung und Befriedigung von sozialer Unzufriedenheit". Die Drogenpolitik nutzt die kontrovers diskutierte Thematik und die von den Medien postulierten Hetzkampagnen für ihren eigenen Wahlkampf.

Die angeführten Funktionen zeigen auf, aus welchen nutzbringenden Beweggründen Drogenkonsum stattfinden kann. Sie sollen allerdings nicht als ausreichende Erklärung zur exakten Phänomenologie eines Gebrauchs fungieren, sondern lediglich die wesentlichsten Facetten aufzeigen, um die unterschiedliche Verwendung der verschiedenen Drogen in den Kulturen im Ansatz zu erläutern.

Der Gebrauch von Aphrodisiaka geht mit der generellen Einstellung zu Drogen, und mit der Umgangsweise mit Drogen in den unterschiedlichen Kulturen einher. Sie sind untrennbar miteinander verknüpft, da die aphrodisische Verwendung von Drogen lediglich eine Spezifizierung des allgemein vorherrschenden Drogenkonsums auf den erotischen Lebensbereich darstellt.

Die „geheimnisvolle und magische" Welt des Orients und die „nüchterne" Welt des Okzidents zeichnen sich durch die Zuordnung der Funktionen ihres Drogengebrauchs aus. Welchen Funktionen versuchen beide Welten mit ihrem Drogengebrauch bewußt oder unbewußt nachzugehen?

Liebesdrogen im Reich des Orients

Wie zuvor erwähnt, gewährt uns die Anschauung der orientalischen Intention zum Drogenkonsum eine Einsicht in differenzierte Bewertungsmöglichkeiten von Drogen, Aphrodisiaka, Rausch und Ekstase. Sie gibt Anstoß zu akzeptanzfördernden Denkmustern, die frei vom Tenor der Problemlösung und Fluchtsuche sind. Es geht darum, den negativen Klang, der in der Beurteilung von berauschenden und aphrodisischen Substanzen in unserer Kultur mitschwingt, durch die Einbeziehung der positiven Seiten in manchen Fällen zu übertönen, da auf diese Weise ein realistischer und fairer Einklang erreicht werden kann. Ich möchte mit dem nachstehenden Exkurs beispielhaft die Andersartigkeit der orientalischen Drogenkultur im Ansatz beschreiben, um den Blick der LeserInnen auf jene positiven Seiten zu fokussieren.

Wer kennt sie nicht, die Geschichten aus *„Tausend und einer Nacht"*[6], dieses arabische Meisterwerk, das im Orient eine wahre Menschentraube um den öffentlichen Erzähler zu versammeln vermag. 1865 wurden die Märchen von Dr. Gustav Weil auch in die deutsche Sprache übersetzt. Seither ziehen die romantischen Geschichten dieses Werkes ihre LeserInnen in den wunderbaren Bann der Träumereien und Phantasien, in denen sie sich gerne verlieren, und die sie zugleich in die fremde Welt des Orients entführen. Fern von industrieller Maschinerie, begeben sie sich auf die geistige Reise in das unbekannte Morgenland, so, wie sich „Alice ins Wunderland" hineinträumt und wahre Abenteuer erlebt.

Die orientalische Kultur ist grundlegend von anderen Leitbildern geprägt worden als die europäische (okzidentale) Kultur. *„Es sind vor allem drei Gestalten, die uns die morgenländische Tradition in immer neuen Beispielen vor Augen führt: der gerechte Herrscher - der absolut Liebende - der mystische Gottsucher. Oft kommt es vor, daß diese Dreiheit ganz oder teilweise* *in ein und derselben Gestalt verkörpert erscheint (z.B. in König Salomo). (...) Ohne im geringsten zu übertreiben, können wir feststellen, daß dieses Dreieck (Fürst, Liebender, Derwisch) für die gesamte islamische Welt vom Atlantik bis an den indischen Ozean während mehr als eines Jahrtausends die Elemente idealen Menschentums enthalten hat"*[7]. Demgegenüber sieht der Okzident die Vervollständigung seiner menschlichen Ideale in der Perfektionierung des technischen Fortschritts. Da ist es nicht weiter verwunderlich, daß die Phänomene Rausch und Ekstase in Europa einen dem Orient völlig entgegengesetzten Stellenwert einnehmen. Ekstatiker wurden schon im frühen Christentum gehetzt und durch bestialische Foltermethoden „totgeschwiegen".

Das Lebensgefühl beider Welten basiert offensichtlich auf unterschiedlichen Grundsätzen der Bewertung von -aphrodisischen- Rausch(mitteln) und - erotischer - Ekstase. Diese Erscheinungsformen sind jedoch sowohl im Orient, als auch im Okzident untrennbar miteinander verknüpft, gibt es doch bei jedem Rauschzustand latente Berührungspunkte zur Sphäre der Erotik. In diesem Abschnitt werden die „Orientalischen Fröhlichkeitspillen" als ein Beispiel orientalischen Gebrauchs von Aphrodisiaka beschrieben. Dadurch soll die gegensätzliche Grundhaltung, und eine für europäische Verhältnisse wahrscheinlich unvorstellbare Andersartigkeit der Umgangsweise mit aphrodisischen und berauschenden Mitteln dieser Kultur aufgezeigt werden. Anhand eines Erfahrungsberichtes, welchen ich dem Buch *„Orientalische Fröhlichkeitspillen"* von Rätsch entnommen habe, möchte ich die Wirkung dieser Pillen verdeutlichen und die Diskrepanz zur westlichen Rauschvorstellung lediglich oberflächlich herausarbeiten, da eine umfangreiche und detaillierte Beschreibung der orientalischen und europäischen Rauschgegebenheiten über die Kapazitäten dieser Arbeit hinausgehen würde.

Bei einem Experiment nahmen vier Personen die Orientalischen Fröhlichkeitspillen in folgender Komposition der Ingredienzien (welche im Einzelnen betrachtet die in der orientalischen Kultur gebräuchlichen Rauschmittel darstellen) zu sich (leider gibt der Autor Rätsch keine Hinweise auf etwaige Forschungsinstitute o.ä.):

Ganja	Rohopium
Cannabis-Blätter	Mohnsamen
Harze (Olibanum, Aloe, Myrrhe)	Datura-Samen
diverse Gewürze	Datura-Blätter
10%ige Opiumtinktur (Laudanum)	Haschisch

Nach ca. vier Stunden setzte die Wirkung voll ein. Eine männliche Versuchsperson schrieb über ihre Erfahrungen mit dieser Mischung folgende Zeilen:

„Die Fröhlichkeitspillen sind ein fliegender Teppich, der einen an die perlenden Gestade genüßlicher Sinnlichkeit trägt. Alle Sinne werden in köstlicher Weise ins Unermeßliche gesteigert. Die innere Fröhlichkeit strahlt mit dem Lächeln der Glückseligen durch den Körper, wie das Licht der Sonne die Tränen des Himmels als wunderbaren Regenbogen erscheinen läßt. Der Genuß des eigenen Körpers, des eigenen Seins und des Daseins überhaupt ist von einer kultivierten und feinen Beschaffenheit, die das Leben mit dem Sinn der göttlichen Ewigkeit versüßt. Die Seele küßt den Körper, tanzt mit ihm, und reitet auf dem Drachen der Weisheit zu den Sternen, die wie edelsteinfunkelnde Augen der Unsterblichkeit blinzeln. Wie das Blut den Körper durchfließt, durchströmt der Frieden des Herzens das Weltall, das vom Atem der Götter in Liebe erleuchtet. Die orientalischen Fröhlichkeitspillen sind das ultimative spezifische Aphrodisiakum"[8].

Dieser Bericht läßt wohl keinen Zweifel an der erotisierenden Wirkung der Pillen. Sie werden ihrem Namen nicht nur gerecht, sondern lassen ihm alle Ehre zuteil kommen. Sowohl Opium, als auch Cannabis- und Daturaprodukte sind für sich genommen ja schon hervorragende Aphrodisiaka, die die Sinne auf eine phantasievolle Art beflügeln. Eine Mischung ihrer Bestandteile muß folglich eine sprengkraftähnliche Auswirkung auf die erotischen Stimmungslagen haben.
Haschisch ist im heutigen Orient zwar gesetzlich verboten, erfreut sich aber dennoch größter Beliebtheit - im Gegensatz zum Status, der dem Alkohol zuteil wird. Haschisch gilt *„für viele Orientalen als von der Religion nicht verbotenes Genußmittel, und es wird trotz gesetzlicher Verbote und Strafen ohne jegliche religiöse Bedenken bzw. 'Reue' eingenommen"*[9].

Solange das Rauchen von Haschisch in Maßen vollzogen wird, ist der Genuß dieser Droge *„keinerlei sozialem oder moralischem Druck unterworfen"*[10]. Der Mißbrauch wird dagegen als Laster angesehen.

In der Wirkungsbeschreibung der Fröhlichkeitspillen wird der Gegensatz zum rauschverneinenden Okzident (der Alkoholrausch bildet hier die substanzgebundene Ausnahme) präzise formuliert. Der Orient steht in einem reziproken Verhältnis zu den Phänomenen Rausch und erotische Ekstase. *„Für ihn (den Abendländer) ist die Realität die Außenwelt. Infolge dessen wird er immer versucht sein, jede Lebensform, jede Ansicht und überhaupt alles, was den Menschen vom äußeren Tun abhält, als 'Flucht' vor und aus der Realität zu verurteilen. Der Orientale nimmt den entgegengesetzten Standpunkt ein: für ihn ist der 'Weg nach innen', die mystische Reise, die einzige Wirklichkeitserfahrung, die Zeit und Raum, und damit die Schleier des Vergänglichen, durchstößt. Daher 'flieht', von ihm aus gesehen, wer nach außen lebt: der Tatmensch"*[11].

Ich möchte an dieser Stelle den Versuch unternehmen, eine Zuordnung der im Vorfeld beschriebenen Funktionen auf die orientalischen Rauschgegebenheiten zu treffen. Primär sind die religiösen und hedonistischen Funktionen in den Vordergrund zu rücken, wobei andere wie z.B. identitätsbildende Funktionen nicht zwingend auszuschließen sind. Das leitende Motiv ist meines Erachtens allerdings vorrangig in den ersteren zu finden. Dadurch läßt sich eine grobe Differenzierung vom orientalischen Drogengebrauch zum allseits postulierten europäischen Genußmittelkonsum -der sich angeblich zumeist der Bewältigung von Alltagsproblemen widmen soll- ablesen. Die Verwendung von Aphrodisiaka obliegt im Orient den hedonistischen und leistungssteigernden Zügen. Dabei werden höhere und zeitlich verlängerte Freuden im Sexualleben angestrebt, die einzig und allein das Lustprinzip verfolgen, und die Einigkeit mit der Gottheit der Liebe durch phantastische Bilder untermalen.
Aphrodisiaka werden im Orient zur Perfektionierung der Sinneslust in dem ewigen Traum von Tausend und einer Nacht verwendet. Ob sie gleichwohl auch bei der Behebung von Potenzstörungen zum hilfreichen Einsatz kommen, wage ich zu

bezweifeln. Die grundsätzliche orientalische Lebenseinstellung -auch auf sexuellem Terrain- lassen Vermutungen diesbezüglich irrelevant erscheinen.

Der Konsum von Genußmitteln wird im Orient wie im Okzident durch entsprechende gesetzliche Verbote „geregelt". Der Unterschied besteht in der religiösen Akzeptanz, die manche Drogen wie z.B. Haschisch im Orient genießen. Die christliche Religion der Europäer nutzt jede Möglichkeit, um ihre klare Aversion gegen den Gebrauch jeglicher Rauschsubstanzen (wiederum mit Ausnahme des Alkohols) und Aphrodisiaka zu betonen. Welche aphrodisisch wirkenden Drogen im Okzident trotz kirchlicher Verteufelung und punitiven Gesetzen des Staates verwendet, und welche Funktionen dabei vorrangig erfüllt werden (sollen), wird im nächsten Abschnitt behandelt.

Die Drogenkultur der europäischen Moderne

„Regelmäßiger Drogengenuß führt zur Gewöhnung. Ist die erste Wirkung machtvoll erregend oder berauschend, so flacht sie mit zunehmender Gewöhnung ab. Dies gilt nicht nur für Individuen, sondern ebenso für ganze Kulturen. Jede geschichtlich bedeutende Veränderung der Genußkultur ist im Grunde nichts anderes als die Gewöhnung großer Menschenmassen an die jeweils neuen Genuß- und Rauschmittel. (...) Diesen Prozeß der Gewöhnung oder Domestizierung haben alle Genußmittel durchgemacht, die in der Neuzeit in die europäische Kultur eingespeist wurden"[12].

Darunter fallen die westlichen „Primärdrogen" Alkohol, Nikotin, Tee und Kaffee. Diese Mittel haben den von Schivelbusch definierten Gewöhnungsprozeß in Perfektion durchlaufen. Sie sind seither für unsere Gesellschaft als „kulturspezifisch" zu bezeichnen. Den einzigen substanzgebundenen Rausch, den der moderne Westen akzeptiert, ist der Alkoholrausch. *„Die Funktion, die unsere heutige Gesellschaft und Gesetzgebung dem Alkoholrausch noch zuerkennen, ist die eines individuellen und kollektiven 'Blitzableiters'. Chronische wie gelegentliche Säufer finden in der Alkoholisierung einen zeitweiligen Ausweg aus inneren Spannungen und äußeren*

Grenzsituationen, die sie nüchtern nicht überstehen zu können glauben; und man läßt sie gewähren, so lange sie jedenfalls nicht allzu offensichtlich die Allgemeinheit gefährden"[13].

In erster Linie sind dem Alkoholrausch Kompensations- und Ventilfunktionen zuzuordnen. Die KonsumentInnen dieser Droge streben ein Gefühl der Entspannung von der Anspannung und des Sich-Lösens von Alltagsbelastungen an. Sie wollen für eine gewisse Zeit die Leistungsanforderungen, die die Arbeitswelt für sie bereithält, vergessen. Hier wird der Rausch im Funktionalismus unserer Gesellschaft durch den Fluchtcharakter bestimmt, dessen Zweckerfüllung fälschlicherweise auch auf den Gebrauch sämtlicher anderer Drogen übertragen wird. Sicherlich lassen sich unter den HaschischraucherInnen auch solche finden, die mit Hilfe dieser Drogenwirkung einen Abstand zum alltäglichen Streß gewinnen wollen. Die überwiegende Mehrheit geht m.E. jedoch durch den Konsum primär den hedonistischen und gruppenkohäsiven Funktionen nach.

Um eine Kultur in ihrem Wesen zu erkennen und zu spezifizieren, muß meiner Ansicht nach der klärende Blick auch auf ihren Umgang mit, und auf die Integration von Drogen gerichtet werden. Die Faktoren, welche zur europäischen Desintegration jeglicher rauscherzeugender Mittel (die Ausnahme wird auch hier vom Alkohol gebildet) beigetragen haben -und die in der heutigen Zeit immer noch eine wesentliche Rolle spielen- werden im folgenden aufgeschlüsselt.

Die Industrialisierung der Gesellschaft wurde und wird begleitet durch einen Prozeß der Beschleunigung. *„Beschleunigung ist vielleicht das Phänomen der Moderne überhaupt. Die Industrie produziert immer mehr Waren in immer kürzeren Zeiträumen, und die Menschen konsumieren diesen anschwellenden Warenstrom in entsprechend zunehmender Schnelligkeit und Dichte"*[14]. Die Tatsache, daß heutzutage die Leistungsfähigkeit eines Menschen zumeist an seiner Arbeitsgeschwindigkeit gemessen wird, und Haschisch z.B. die Flinkheit der maschinellen, und angeblich die Auffassungsgabe der geistigen Arbeit mindert, könnte eine Begründung für die Gesellschaftsunfähigkeit berauschender Drogen liefern. **Drogengenuß versus**

Zivilisation bilden die wesentliche Verrechnungseinheit. Sie prägt die Gesamterscheinung der europäischen Kultur. So betrachtet, hat der Materialismus des nüchternen Okzidents gegen den Rauschzustand gewonnen, und räumt sich die alleinige Entscheidungsgewalt über die Integration bestimmter Drogen ein.

„Wenn wir also sagen, daß (...) eine ganze Kultur ein bestimmtes Rauschmittel 'integriert' habe, so bedeutet das immer auch, daß der oder die Betreffenden gelernt haben, die drei für den Rauschverlauf entscheidenden Faktoren (spezifische Drogenwirkung, innere Zielsetzung, äußerer Rahmen) auf jenen gemeinsamen Nenner zu bringen, der die (...) Gefahrenmomente auf ein Minimum reduziert und gleichzeitig dem Rausch ein Höchstmaß an Entfaltung sichert"[15]. Es läßt sich sagen, daß auch eine gute Tasse Kaffee einer richtigen Dosierung des Pulvers bedarf, um angenehm zu schmecken und die Sinne nicht zu stark zu stimulieren. So gesehen, ist der Gebrauch sog. „kulturfremder" Drogen ein risikoreiches Unterfangen, da der Umgang mit „unbekannten" Drogen nicht richtig erlernt, bzw. mit der Zeit ***verlernt*** wurde, und somit keine Integration genießt. Der oben erwähnte Gewöhnungsprozeß ist immer auch an einen Lernprozeß gekoppelt. Beide zusammen gewährleisten einen risikoärmeren Umgang mit Drogen. *„Um (...) die* (bei jedem Drogenkonsum) *stets vorhandenen Risiken mindern und den möglichen Genuß optimieren zu können",* ist es notwendig, *„(...) ein 'objektives', richtiges Wissen"*[16] zu besitzen.

Heutzutage werden in der abendländischen Drogenkultur bevorzugt synthetische Drogen wie Ecstasy, Kokain oder Speed konsumiert, wobei Haschisch und psychedelische Pilze als pflanzliche Ausnahme ebenfalls den Trend kanalisieren. Der angesprochene Lernprozeß vollzieht sich im Okzident im Kreis der Subkulturen, die zwar einen Teil der herrschenden Kultur darstellen, aber dennoch -allein durch ihren praktizierten Drogenkonsum- klare Grenzen zu dieser aufweisen. Diese Grenzen verdichten sich parallel zur Gefahreneinschätzung der jeweils verurteilten Substanz. Der Abgrenzungshergang zu HeroinkonsumentInnen wird von der Gesellschaft dementsprechend stark vollzogen.

Die Kultur der europäischen Moderne ist gekennzeichnet durch das *Leistungsprinzip* und den *Funktionalismus.* Die fortschreitende Industrialisierung kann nur den Ausschluß berauschender Substanzen aus der herrschenden Gesellschaft bedeuten, denn *„der Rausch besitzt im funktionalistischen Getriebe der modernen westlichen Gesellschaft keinerlei Eigenwert; weder wird in einem geistigen Sinn bejaht und gedeutet, noch hat man 'offiziell' Verwendung für jene Lebenswerte, mit denen der Rausch (genau wie übrigens die Erotik) in unmittelbarer Beziehung steht, nämlich: schöpferische Phantasie, Muße, Meditation, Inspiration, Innenschau, Sensibilität, magische und mystische Fähigkeiten, Einsichten und Eingebungen künstlerischer, philosophischer und religiöser Art"*[17]. Die bündig formulierten Worte Gelpkes beschreiben treffend genau die Einstellungen der okzidentalen Gesellschaft zum Rauscherlebnis. Die Diskrepanz zum Orient wird dadurch offenkundig formuliert. Die Drogenkultur des Okzidents erklärt sich aus den Kompensations- bzw. Ventilfunktionen und den leistungssteigernden Funktionen.

Da die westliche Gesellschaft den Gebrauch *sämtlicher* Drogen unter die Ventilfunktionen und leistungssteigernden Funktionen stellt, und diesem keine anderen zubilligt, muß sie dem Phänomen des Rausches zwangsläufig einen negativen Touch verleihen. Diese Negation breitet sich gleichfalls auf die Verwendung von Aphrodisiaka aus. Auch hier steht das Leistungsdenken im Vordergrund. Aus diesem Grund wird auf den Etiketten jeglicher Aphrodisiakaprodukte als Verwendungszweck auf die Behebung von Potenz- und Erektionsstörungen verwiesen. Der Weg zum erhofften neuen Liebesglück soll durch eine erhöhte Leistungsfähigkeit auf diese Weise mit den verschiedensten Mitteln geebnet werden. Der Aspekt der Sinnlichkeit und Verschönerung des sexuellen Erlebens tritt dabei in einen periphären Bedeutungsbereich. In Anbetracht der Funktionen, welche die Intentionen zum europäischen Drogengebrauch manifestieren, ist m.E. eine Übertragbarkeit auf die Gebrauchsfunktionen von Aphrodisiaka gewährleistet.

Die kommerziellen Funktionen lassen sich auf beide Welten beziehen, wobei ihnen in Europa eine größere Bedeutung zukommt, da der Schwarzmarkt hier stärker floriert.

Anmerkungen

[1] Legnaro, A., 1982, S. 93-114
[2] Legnaro, A., 1982, S. 153-175
[3] Blätter, A., 1990, S. 136
[4] ebd. S.135
[5] ebd. S.143
[6] Weil, G., 1992
[7] Gelpke, R., 1982, S. 25
[8] Rätsch, C., 1990, S. 92
[9] Saleh, A., 1982, S. 838
[10] ebd. S. 839/840
[11] Gelpke, R., 1982, S. 54
[12] Schivelbusch, W., 1980, S. 234 f
[13] Gelpke, R., 1982, S. 139)
[14] Schivelbusch, W., 1980, S. 123
[15] Gelpke, R., 1995, S. 162
[16] Quensel, S., 1996, S. 11
[17] Gelpke, R., 1982, S. 140

V. Sexualität im Dualismus zwischen Natur und Kultur

GESCHICHTLICHE ENTWICKLUNG DER SEXUALITÄT UNTER DEM EINFLUSS DER KIRCHE

Bisher habe ich Aphrodisiaka (und Drogen allgemein) unter zwei Aspekten bewertet: hinsichtlich der Substanz an sich und ihrer Wirkungen, und ihres kulturellen Zusammenhanges. Das folgende Kapitel beschäftigt sich nun mit der Sexualität -dem Wirkungsbereich aphrodisischer Mittel- und ihrer kulturellen Bedeutung. Auch die Erscheinungsformen der Erotik nehmen -wie die der Aphrodisiaka und Drogen- an den kulturellen und historischen Wandlungen teil. Diese Wandlungen, die sich aus den Ereignissen der Vergangenheit ergeben, haben bedeutsame Berührungspunkte zur heutigen Bewertung von Sexualität.

In diesem Kapitel habe ich bewußt auf die Ausführungen zum orientalischen Sexualverhalten, und damit auf einen kulturellen Vergleich zum Okzident, verzichtet. Als ich mich mit der Literatur zum Liebeszauber im Orient befaßte, stellte ich fest, daß dieser die Grundprinzipien, die durch den Umgang mit Drogen und Aphrodisiaka an den Tag gelegt werden, auch in erotischen Lebensbereichen beibehält. Die grundsätzlichen Einstellungs- und Verhaltensmuster zu Rausch und Ekstase legitimieren m.E. eine Übertragbarkeit ihrer Wertinhalte auf das Gebiet der Sexualität. Zwischen diesen Erscheinungsformen lassen sich wesentliche Verbindungen feststellen, die eine Parallelität begründen. Aus diesem Grund werde ich mich auf die Darstellung des deutschen Sexualverhaltens beschränken, und somit den Übergang zum Forschungsanteil meiner Arbeit gewährleisten.

Einführend wird in diesem Abschnitt der geschichtliche Hintergrund zur Sexualität aufgezeigt. Zusätzlich werden die historische Entstehung und die wesentlichen Merkmale der christlichen Sexualmoral umrissen, da ihr Einfluß z.T. noch bis heute spürbar ist, und zur gegenwärtigen Bewertung der

Sexualität beiträgt. Die Stilisierung ihres Gemeinbildes im historischen Rückblick ist für die Darstellung und das Verständnis der sexuellen Gegebenheiten der heutigen Zeit unumgänglich. Jegliche Einstellung zur Sexualität beruht auf historischen Vorüberlegungen klassischer Denker. Jene Einstellungen wurden zwar im Laufe der Jahrhunderte (bzw. Jahrtausende) durch den perpetuierenden Fortschritt in Wissenschaft und Medizin überdacht, modernisiert und damit realisiert (Selbstbefriedigung verursacht keine Akne!), jedoch können ihre frühen Anfänge nie vollständig ausgelöscht werden. Unser heutiger Umgang mit Sexualität (sowie übrigens auch unser Umgang mit Aphrodisiaka und Drogen) ist das Resultat eines jahrhundertelangen Entwicklungsprozesses.

Damalige Verhältnisse zur Sexualität fungieren im weitesten Sinne als Grundlage der modernen Sexualforschung und Denkweisen auf diesem Gebiet, und müssen als solche betrachtet werden. Aufgrund dessen bedarf es einer Beschreibung der Anfänge der christlichen Sexualmoral. Die Grundzüge dieser Moral erhielten sich bis in die sechziger Jahre. Der „Durchbruch" erfolgte mit der sog. Sexuellen Revolution, die eine entscheidende Wende in die Denkweise über Sexualität brachte. Dennoch hat die christliche Sexualethik immer noch Einfluß.

Die nachstehenden Ausführungen werden durch den Umfang meiner Arbeit wiederum in Grenzen gehalten. Sie umschließen von daher die markantesten Gesichtspunkte, die zur heutigen Sicht über das Phänomen der Sexualität beigetragen haben.

Zunächst müssen die Begriffsebenen, auf denen wir uns im folgenden bewegen, definiert werden. Im vorangegangenen Text habe ich ausschließlich das Wort **Sexualität** gebraucht. Dabei darf der Bezug zur **Erotik** jedoch nicht ausgeschlossen werden. Unter dem Begriff Sexualität verstehe ich im gleichen Sinne wie A. K. Siems „*sowohl (...) Vorgänge der Fortpflanzung und damit verbundene verschiedene Formen psychischer und physischer Reaktionen als auch (...) Sphären sinnlicher Freuden und verfeinerter, differenzierter Lustbefriedigung*". Die Erotik „*dient der besonderen Betonung dieses Bereichs kultivierten Genusses gegenüber der 'Fortpflanzungssexualität'*"[1]. Somit fällt die Erotik in den Kulturbereich, und wird von diesem wesentlich mitbestimmt. Da m.E. die Sexualität nicht frei von kulturellen Einflüssen ist, kann keine eindeutige Trennlinie zwischen Sexualität und Erotik gezogen werden. Beide bedingen sich reziprok. Von daher werde ich im folgenden beide Begriffe synonym verwenden.

Unsere Vorstellungen über die Sexualität des Altertums spiegeln sich in einer Vielzahl von künstlerischen Überlieferungen in Form von Vasen, Skulpturen und Bildwerken aus dieser Zeit wieder. Diese zeitgenössischen Zeugnisse dokumentieren in ihren Inhalten eine gewisse Ausgelassenheit, die durch einen Hauch von Sinnlichkeit begleitet wird. Ich mußte mir meinen Irrtum über die Annahme eingestehen, daß erst die moralisierende Belehrung des Christentums jenem schamlosen Treiben ein Ende setzte. Sicherlich trugen die Christen zur verschärften Sittlichkeitsstrenge bis hin zur sexuellen Enthaltsamkeitslehre bei. Tatsächlich aber reifte die christliche Sexualmoral auf bereits vorhandenem fruchtbaren Boden, so W. Geerlings (1993). Michel Foucault gibt in seinem dreibändigen Werk *„Sexualität und Wahrheit"* detailliert Aufschluß über die Verhältnisse im Heidentum und Christentum. Allerdings betont er -im Gegensatz zu Geerlings- markante Unterscheidungspunkte zwischen den Religionen, die vor allem in der strengen Enthaltsamkeit und der Jungfräulichkeit, die das Christentum lehrt(e), zum Ausdruck kommen. Auch sei demnach die monogame Ehe eine Erfindung der christlichen Sexualmoral[2].
Dies mag zwar z.T. auf das römische Altertum zutreffen, nicht aber auf das griechische. Schon zu heidnischen Verhältnissen rühmten sich vor allem die Römer in einem Glanz der Tugendhaftigkeit und Keuschheit. Das Bild der Griechen ist im Gegensatz dazu von größerer Freizügigkeit ummalt, die bei Traktaten der Fröhlichkeit, wie sie z.B. Kampfspiele boten, zur Schau gestellt wurde. Sie schämten sich bei freudigen Anlässen wie diesen nicht ihrer Nacktheit, sondern entblößten sich zuweilen gerne. Daraus geht deutlich hervor, daß die Beschreibung der damaligen Verhaltensnormen in puncto Sexualität klar differenzierende Abstriche zwischen Römern und Griechen erfordert. Gleichfalls manifestiert sich dieser Unterschied in der Stellung der Frau. Sie genoß in Rom eine Atmosphäre der Freiheit, und wurde darüber hinaus hoch geachtet. Dieses

glückliche Los wurde den griechischen Frauen nicht in dem Ausmaß zuteil.

Dennoch lassen sich einige allgemeine Grundtatsachen, welche die Sexualität im Altertum charakterisieren, festhalten. So bekundet eine dieser Tatsachen den *„Puritanismus der alten Zeit, wo (...) Unkeuschheit kein Laster, sondern eine Ungeheuerlichkeit war"*[3]. Die Erscheinungsformen der Erotik sind zumeist Abbildungen der von Ärzten postulierten Annahme, daß sexuelle Betätigungen jeglicher Art krankheitsfördernd seien. Geschichten über Rückenmarkschwindsucht u.ä. hielten sogar bis in die späte Neuzeit vor, und wurden schließlich bis in die sechziger Jahre dieses Jahrhunderts hineingetragen, und oft zur Begründung der Gefährlichkeit vermeintlicher Selbstbefriedigung herangezogen.

Aber auch berühmte Philosophen reihten sich als funktionalistisches Glied in die Kette der Mystifikationen durch sagenumwobene und erfindungsreiche Erzählungen ein. *„Pythagoras soll dafür eingetreten sein, daß man sich der Sexualität im Winter hingebe, jedoch nicht im Sommer, mit Maßen nur im Frühjahr und Herbst. Sie sei aber in jeder Jahreszeit für die Gesundheit schädlich"*[4]. Solche und ähnliche Postulate herrschten zu Genüge vor und führten letztendlich zur negativen Einstellung der Menschen zur Erotik.

Der kleine Exkurs in die vorchristlichen sexuellen Verhältnisse zeigt auf, daß *„der historische Prozeß (...) keinesfalls so (verlief), daß das Christentum einem lustvollen und leibesfrohen Heidentum pessimistische Selbstbeherrschung und Askese aufgezwungen hätte. Vielmehr hat das Christentum einen bereits vorhandenen breiten Sexualpessimismus der Antike aufgenommen, diesen Pessimismus jedoch verstärkt, anders und neu begründet"*[5]. An dieser Stelle drängt sich die Frage auf, aus welchen Gründen die christliche Religion einen dermaßen hohen Anklang beim Volk fand, daß sie es vollständig domestizieren konnte.

Das auflebende Christentum war zum einen so erfolgreich, weil es vor allem für die jungen Leute seinen Reiz hatte. Reizvoll aus einem ganz simplen Grund: es bot ihnen eine wirkliche Alternative zum Familienverband und zum Eheleben. Der christliche Glaube stellte die Befreiung von realen, von der

Gesellschaft auferlegten Zwängen dar. *„Für das Gros dieser Neubekehrten kam das Keuschheitsgelübde einer Unabhängigkeitserklärung gleich: Es bedeutete die Emanzipation von einer erdrückenden Familientradition, kraft deren sie im Regelfall vom Pubertätsalter an von ihren Eltern in eine Ehe versprochen und damit, ob sie wollten oder nicht, auf einen bestimmten Lebensweg festgelegt waren"*[6]. Die jugendlichen Anhänger verbündeten sich mit dem Göttlichen -statt mit dem Menschlichen- und entsagten im gleichen Atemzug ihrer Leiblichkeit. Das emanzipatorische Freiheitsprinzip beruht auf der Loslösung der Seele vom Körper. Die Seele ist als das höchste Gut des Menschen zu werten. Sie ist frei, und über die vergleichbar niedere Fleischeslust erhaben. So wird der menschlichen Existenz auf Erden ein engelgleiches Dasein zugesprochen, *„ein der Leiblichkeit enthobenes Leben"*[7].

Zum anderen gewann das Christentum auch für Frauen an Attraktivität. Ihnen wurde die Möglichkeit zu einem „männerlosen" Leben, und eine Alternative zu Ehe und Prostitution geboten. Johannes, Bischof von Konstantinopel, sprach damals die religiösen Worte: *„Frauen, die ihre Männer verloren haben, schließen sich, statt dessen, Christus an. Und dieser Anschluß (...) ist mild ... wie bei einem Mann, der sie nicht mit seiner eheherrlichen Gewalt benutzt, sondern sie in Freiheit leben läßt"*[8]. Diesen Frauen wurde es ermöglicht, einer „Folgeehe" zu entsagen, und mehr oder minder selbstbestimmend in einem männerunabhängigen Status zu leben. Die angepriesene und vielversprechende Eigenverantwortlichkeit der Frauen, für sich und ihre Kinder, hatte einen nicht unwesentlichen Haken, denn: außerehelicher Geschlechtsverkehr war selbstverständlich nicht erlaubt. *„Die sexuelle Askese war der Preis für die Freiheit von der Ehe"*[9].

Doch haben sich freilich nicht alle auf ein göttliches Bündnis eingelassen und sich der Askese unterworfen, sondern gingen ihren sexuellen Aktivitäten im Rahmen der Ehe nach. Der eheliche Geschlechtsverkehr konnte jedoch nicht nach Belieben vollzogen werden, da die Christen der Einrichtung Ehe ebenfalls ihre moralische und sexualitätverwerfliche Glocke überstülpten, die den ehelichen Geschlechtsakt nur unter Vorbehalt genehmigte. Cancik hierzu: *„Daß die Frau als Jungfrau in die Ehe tritt, ist gemeinantike Forderung. Die Christen bestehen auf*

Gleichberechtigung und fordern - offenbar vergeblich - die Virginität auch des Mannes. In der Ehe ist der Geschlechtsverkehr möglichst zu vermeiden"[10]. Weiter führt er aus, daß *„empfängnisverhütende Mittel (...), im Gegensatz zur Praxis der Hellenen und Römer, streng untersagt* (sind), *ebenso der Verkehr während der Schwangerschaft: ist dieser doch deutlich ein Zeichen von libido und außerdem Verschwendung männlichen Samens"*[11]. Der eheliche Beischlaf durfte somit ausschließlich zum Zweck der Erzeugung von Nachkommenschaft, keinesfalls aber zur sexuellen Befriedigung der Lust vollzogen werden. Daraus erklärt sich die christliche Sexualmoral, die *„Erotik außerhalb der Ehe nicht zugelassen"*[12] hat.

Die Realität sah wahrlich anders aus, was das weitere Fortbestehen des ältesten Gewerbes der Welt, der Prostitution, beweist[13]. Die Prostitution wurde zwar unablässig scharf kritisiert, die Christen haben sie jedoch nie ernsthaft bekämpft, da *„die rigorose Ehedisziplin nur mit Hilfe der Prostitution aufrecht erhalten werden"*[14] konnte. Hier kommen Ungereimtheiten zum Vorschein, da die Prostitution die außereheliche Erotik verkörpert, die in anderen Wortlauten verpönt und tabuisiert wurde.

Es liegt auf der Hand, daß es zur Verbreitung dieser strengen religiösen Sexualmoral bedeutsamer und eindrucksvoller Prediger und Vertreter der Kirchenlehre bedurfte. Als einflußreichste Person ist diesbezüglich der heilige Augustinus zu nennen. Er genoß im Volk höchste Autorität und wird aufgrund dessen heutzutage immer noch *„als der eigentliche Schöpfer der abendländischen Sexualethik"*[15] angesehen. Seine glorifizierenden Schriften erreichten mit der Erbsündenlehre ihren Höhepunkt. Nach dieser Lehre ist *„jede Regung der Begierde Abbild, ja verkleinerte Wiederholung von Adams Sünde"*; somit *„erhält die menschliche Sexualität eine für antike Verhältnisse enorme Bedeutung, erhält sie ganz neue psychologische Dimensionen"*[16]. Im Verlauf seiner schriftlichen Werke scheint seine späte Einsicht durch, daß die Zeugung von Kindern nicht ohne Geschlechtsverkehr zu bewerkstelligen ist. Augustinus wendete sich vom zwiespältigen Inhalt seiner eigens formulierten Thesen ab, die einerseits besagten, daß eine körperlose Fortpflanzung möglich sei (bedauerlicherweise gibt er keinen Aufschluß darüber, wie dies geschehen soll), und andererseits forderten, daß eine Fortpflanzung, wenn sie schon auf Leiblichkeit beruht, nur unter Ausschluß jeglicher libidinöser Erregung stattfinden soll. Er mußte zwangsläufig den Pfad der Erkenntnis beschreiten, daß die Versündigung der leiblichen Fortpflanzung sich auch auf den ehelichen Verkehr erstreckte, und eine Vermehrung der Gattung Mensch bei Einhaltung der Christlichkeit nicht möglich war und ist. Nach der neueren Theorie Augustinus' erwachte die Libido erst nach dem Sündenfall von Adam und Eva, die zu ihrer Zeit geschlechtlichen Beischlaf ohne sexuelle Erregung vollzogen, da sie ihre Geschlechtsorgane beherrschen konnten[17].

In der Spätantike wurden das Bürgertum und die freien Städte durch einen autoritären Staat abgelöst. Es regierte der Kaiser seine Untertanen stellvertretend für den christlichen Gott. Oberstes Gebot war der strikte Gehorsam, der sich ebenfalls auf Glaubensdinge bezog. Augustinus schloß sich dem totalitären Staat an, und lehrte in diesem, bzw. durch diesen seine Vorstellungen von der spätantiken Sexualmoral. Das Zusammenspiel von Christentum, Staat und Justiz hatte den Beginn des abendländischen Sexualstrafrechts zur Folge. Wer sich nach diesem Recht strafbar machte, wie etwa Anhänger der Päderastie, mußten mit der Todesstrafe, statt bisher mit Geldstrafen, rechnen. *„Das ist die Funktion einer totalen Religion - d.h. einer den ganzen Menschen jederzeit und überall erfassenden Religion - im autoritären Staat der späten Antike"*[18].

Mit diesem Zitat möchte ich das Altertum verlassen, und in die neuzeitliche Diskussion über die Auffassungen von Sexualität einsteigen. Die moderne Sexualforschung hinterfragt die Erscheinungsform der Sexualität, indem sie diese entweder als unabläßliche Naturgegebenheit, oder als wandelbares kulturelles Konstrukt versteht. Im nachstehenden Abschnitt soll geklärt werden, welche Stimmen bei dem Meinungsbild laut werden, die die Sexualität als ein Produkt kultureller Überformungen versteht.

Sexualität: ein kulturelles Phänomen?

Zur Beschreibung der Sexualität bieten sich grundlegend zwei konträre Erklärungsansätze an. Der erste hält an der Tatsache fest, daß die Erotik eine *Gabe der Natur* sei und versucht diese aus der Biologie und Genetik heraus zu begreifen[19]. Der zweite Ansatz postuliert die Sexualität als ein *Erzeugnis der menschlichen Kultur,* welches sich in Konformität mit den kulturellen Veränderungen der Zeit wandelt.

Diese **Dichotomie** der menschlichen Sexualität in Natur- und Kulturgegebenheiten stiftet einige Verwirrung. Was ist natürlich, und was ist kulturellen Einflüssen unterworfen? Die moderne westliche Welt ist daran gewöhnt, die Erotik als das Natürlichste überhaupt zu betrachten, und sämtliche sexuelle Aktivitäten diesem Diktat der Natürlichkeit unterzuordnen. Der nachstehende Diskurs soll unsere Gesellschaft zum Teil von der angesprochenen Gewohnheit entheben, und zum Gebiet des kulturellen Kontextes begleiten.

Nehmen wir an, die menschliche Sexualität sei ausschließlich eine Naturangelegenheit und wird allein durch die Natur bestimmt. Nehmen wir weiterhin an, die menschliche Sexualität gleicht ursprünglich der animalischen, und folgt demnach lediglich dem der Geschlechtlichkeit inhärenten Fortpflanzungstrieb. Würden wir bei dieser Annahme nicht Gefahr laufen, die ansonsten so hoch geschätzten kulturellen und intellektuellen Elemente, welche wesentliche Unterscheidungsmerkmale zwischen Mensch und Tier darstellen, als Nichtigkeiten zu degradieren? Wie erklären wir uns in diesem Zusammenhang Homosexualität? Diese Erscheinungsform der Erotik läßt sich aus ihrem Selbstverständnis heraus nicht als Zweckerfüllung der Fortpflanzung begreifen, sondern muß als ein mögliches Ausdrucksmittel individueller Bedürfnisse und Empfindungen gesehen werden. Dennoch haftet die Denkweise unserer Gesellschaft an der fehlgeleiteten Annahme, daß die einzig wahre Sexualität in der geschlechtlichen Beziehung zwischen Frau und Mann zu suchen und zu finden sei. Aus diesem Kriterium heraus verurteilt sie gleichgeschlechtliche Sexualbeziehungen als deviantes Verhalten, das von einem Gros der Gesellschaft generell als abartig und pervers tituliert wird.

Aus Bequemlichkeit hält die westliche Gesellschaft bedauerlicherweise an dem Grundgedanken fest, daß die Ursprungsform der Sexualität durch das Paradigma der Natürlichkeit getragen wird. Folglich stempelt sie Homosexualität fälschlicherweise als einen Irrpfad der Natur und der Menschheit ab.

Bei dieser reduktiven Beurteilungsweise verliert die Erotik allerdings an Wert, da sie lediglich auf das Instinktprinzip, unter Ausschluß kultureller und gesellschaftlicher Bezüge, reduziert wird. Dieser Standpunkt ist jedoch vollkommen inakzeptabel, und führt zur Abwertung des menschlichen Wesens, indem die Menschen auf eine Stufe mit den Tieren gestellt werden. Das animalische Sexualverhalten wird allein durch seine Triebhaftigkeit geleitet, und nimmt keine Rücksicht auf kulturelle Werte und Normen. Da sich aber die menschliche Sexualität wesentlich von der animalischen unterscheidet, muß die These von der Sexualität als reine Naturgegebenheit überdacht, und letztendlich revidiert werden. Zur Entschlüsselung des Gesamtbildes der Erotik muß der kulturelle Aspekt hinzugezogen werden.

Es steht m.E. außer Frage, daß die Erotik auf einem Gefühl der **Begierde** und der **Lust** basiert, welches durch die natürliche Anatomie unserer reizempfindlichen Körperteile impliziert wird (auch der After ist von Natur aus für sexuelle Stimulationen sehr empfänglich!). Die **Auslebung** dieses Gefühls folgt jedoch keiner einheitlichen Richtschnur der Natur, die lediglich *eine* Spielart der Sexualität zuläßt. Die Variationsbreite des Sexualverhaltens nimmt etliche Gestalten an, die zumeist in der Wahl des Geschlechts und in bestimmten Vorlieben beim Geschlechtsverkehr zum Ausdruck kommen. Generell hat sich unsere Gesellschaft z.B. die sog. „Missionarsstellung" zu Eigen gemacht, sei es aufgrund mangelnder Phantasie oder Faulheit. Die Vorliebe zu dieser Stellung ist ebenfalls eine Form kultureller Ausprägungen, und keine Vorgabe der Natur. Diese sexuelle Norm basiert wahrscheinlich auf der allgemeingültigen religiösen Auffassung unserer Kultur, nach welcher die Erde weiblich (Erd*mutter*), und der Himmel männlich (Himmels*vater*) ist. Demzufolge hat die Frau unten, und der Mann oben zu liegen.

Jamake Highwater zeigt in seinem Buch *„Sexualität und Mythos"*, daß das Biologische nicht die ausschlaggebende Komponente für das menschliche Sexualverhalten ist. Sie schafft zwar die *„Vorbedingungen für die menschliche Sexualität"*, ist aber *„nicht die bestimmende Ursache der Strukturen unseres Geschlechtslebens"*[20]. Die Biologie und die geschlechtsspezifische Anatomie des Menschen manifestieren zwar ihre

Notwenigkeit zum Geschlechtsverkehr, geben aber keinen Aufschluß über die verschiedensten Spielarten und die kulturellen Ausprägungen der Sexualität. Daher möchte ich den biologischen Blickwinkel in ein peripheres Feld rücken. Aus diesem Grund werden Biologen und Genetiker, die ihrerseits Begründungen für die Existenz und den Sinn menschlicher Sexualität anführen[21], hier nicht zu Wort kommen. So soll beispielsweise die Bedeutung der darwinistischen Lehre von der Entstehung und Optimierung der Arten (durch Selektion und Konkurrenzkampf) nicht angezweifelt werden. Diese und andere genetische und biologische Lehren sind für den kulturellen Kontext, welchen ich ausarbeiten möchte, allerdings belanglos. Es liegt in meiner Absicht, die **Sexualität als kulturelles Phänomen** aufzuzeigen, und das Verständnis für die erotische Vielfalt durch einsichtige Argumente zu wecken.

„Die menschliche Sexualität wird von gesellschaftlichen Kräften geformt. Sie ist keineswegs die natürlichste Kraft in unserem Leben, sondern gerade diejenige, die kulturellen Einflüssen am stärksten unterliegt"[22]. In diesem Sinn vertritt Michel Foucault seinerseits die Auffassung, daß Sexualität ein historisch gewachsenes Konstrukt ist. *„Tatsächlich handelt es sich (...) um eine Produktion der Sexualität. Diese ist nämlich nicht als eine Naturgegebenheit zu begreifen, welche niederzuzwingen die Macht sich bemüht, und auch nicht als ein Schattenreich, den das Wissen allmählich zu entschleiern sucht. 'Sexualität' ist der Name, dem man einen geschichtlichen Dispositiv geben kann. Die Sexualität ist keine zugrundeliegende Realität, die nur schwer zu erfassen ist, sondern ein großes Oberflächennetz, auf dem sich die Stimulierung der Körper, die Intensivierung der Lüste, die Anreizung zum Diskurs, die Formierung der Erkenntnisse, die Verstärkung der Kontrollen und der Widerstände in einigen großen Wissens- und Machtstrategien miteinander verketten"*[23].

Unsere sexuellen Verhaltensweisen und Grundvorstellungen orientieren sich demnach an den kulturellen und wissenschaftlich bedingten Wandlungen der Zeitgeschichte. Daß die menschliche Sexualität aufgrund kultureller Überformungen gewachsen ist, beweist verstärkt der Einstellungswandel in der Geschichte der Phänomenologie der Erotik. So sprach die Wissenschaft den Frauen lange Zeit ihre sexuellen Sehnsüchte ab. Der Geschlechtsverkehr vollzog sich zur Befriedigung der

männlichen Leidenschaft, die die Frauen über sich ergehen lassen mußten. Zuvor war allerdings die biblische Eva diejenige, die den Mythos der sündigen Frau erweckte. Aber auch die männliche Erotik unterlag in der Vergangenheit Bedeutungsveränderungen. *„Man glaubte, daß mangelnde sexuelle Betätigungen der Gesundheit des Mannes abträglich sei. In der viktorianischen Zeit änderte sich diese Auffassung von der zügellosen männlichen Sexualität (...). Ungehemmte sexuelle Aktivität des Mannes galt jetzt als schädlich"*[24].
Diese Beispiele belegen eindeutig, daß die Sexualität zu unterschiedlichen Zeiten (und an unterschiedlichen Orten) unterschiedlich bewertet und erfahren wurde, je nach wissenschaftlichem, medizinischem oder religiösem Wissensstand der jeweiligen Epoche (der sich in der Vergangenheit offensichtlich zumeist auf bloße Vermutungen stützte, und aufgrund mangelnder Beweiskraft korrigiert werden mußte). Der wissenschaftliche Fortschritt bringt Änderungen in die Bedeutungsinhalte einer Kultur und in das Verständnis von Sexualität. Highwater bekräftigt, *„daß solche Änderungen deshalb eintreten, weil die Sexualität ein Kulturphänomen ist"*[25], das sich in seiner spezifischen Geschichte entwickelt hat und weiter entwickeln wird. Die sexuellen Denk- und Verhaltensformen unserer Zeit stellen das vorläufige Ergebnis eines historischen Entwicklungsprozesses dar, welches sich durch neue wissenschaftliche Erkenntnisse fortwährend aktualisiert und verändert.

Nach Highwater werden jene Denk- und Verhaltensformen von einer Reihe **Mythologien** geprägt, die wiederum unsere gesamten Handlungsabläufe durchdringen. Es entsteht ein netzwerkartiges Gebilde von Handlungen, Normen, moralischen Haltungen und Mythologien, deren Zentrum von der spezifischen Kultur gebildet wird. Da sich die kulturellen Wertvorstellungen infolge des Entwicklungsprozesses unentwegt verändern, wandeln sich im gleichen Maße die leitenden Denk- und Verhaltensmuster in diesem Gerüst, das der Kultur innewohnt und mit ihr verschmolzen ist. *„Das Sozialverhalten und sogar die Mode und die Anstandsregeln haben ihre Grundlage in einer Wertstruktur, die sich von der Mythologie nicht trennen läßt. Auch unsere Vorstellungen von der Sexualität sind diesem mythischen Einfluß nicht entzogen"*[26].

Die Notwendigkeit der Integration von Mythologien und historischen Gesichtspunkten zur aktuellen Evaluation von Sexualität, ist ein Beweis für den Wandel der sexuellen, und die Gewichtigkeit der kulturellen Werte. Der Wandel der Wertvorstellungen einer Kultur geht mit dem der Erotik Hand in Hand, da sie in einer offenkundigen Korrelation zueinander stehen, und sich gegenseitig bedingen.

Ein weiterer Punkt, der die Sexualität als kulturelles Konstrukt untermauert, ergibt sich aus der Sexualität der Frau. Frauen sind keiner Brunstzeit unterworfen, wie es in der Tierwelt der Fall ist. Sie haben die Möglichkeit, ein „kontinuierliches" Geschlechtsleben zu führen. Von daher ist für die Frau *„der Geschlechtsverkehr nicht einfach das Mittel zur Fortpflanzung, sondern ein Aspekt der Kultur. (...) Frauen waren es, die die animalische Sexualität vermenschlichten. Die Revolution in der menschlichen Sexualität, die uns zu Menschen machte, ergab sich aus evolutionären Veränderungen im Körper der Frau"*[27]. Highwaters Aussage liegt der Ausgangspunkt zugrunde, daß sich die Männer nicht so sehr von *„anderen Primaten und Säugetieren"*[28] unterscheiden wie die Frauen, woraus er die Schlußfolgerung herleitet, daß die Frauen die eigentlichen Gründerinnen der menschlichen Erotik sind. Gleichfalls manifestiert Highwater zutreffend in der Körperlichkeit der Frau das Ebenbild der vorherrschenden kulturellen Werte. *„In der behüteten Isolierung der Frau drückt sich oft das Bedürfnis der Gruppe* (bzw. der Kultur) *nach einer 'Privatsphäre' aus"*[29].

Die moralische Glocke unserer Gesellschaft läßt Töne ihrer Verachtung gegenüber solchen sexuellen Verhaltensweisen verlauten, die von den gesellschaftlich auferlegten Normen abzuweichen scheinen. Dabei wird vollkommen außer acht gelassen, daß beispielsweise die sexuelle Ausrichtung der Homosexualität in der antiken Kultur sehr beliebt war. Sie hat ihren damaligen Beliebtheitsrang - infolge der Bedeutungsverschlechterung ihrer Wertigkeit in der Kultur - eingebüßt, und lebt heutzutage in einer Atmosphäre der gesellschaftlichen Inakzeptanz. Hier läßt sich ein negativ gefärbter Entwicklungsprozeß unserer kulturellen Wertvorstellungen verzeichnen*, der wohl eher aus einer „christlichen Laune", als aus reflektierter „geistiger Fähigkeit" heraus stattfand. Daher bleibt zu hoffen, daß sich unsere Gesellschaft diesen fehlerhaften Zufall eingesteht, und den Prozeß progressiv in Richtung Akzeptanz weiterleitet. Die Auffassung von der Sexualität als kulturelles Konstrukt hält einen Weg zur Möglichkeit offen, in diese fortschrittliche Entwicklung maßgeblich einzugreifen. Wir leben nicht nur in einer Kultur, sondern besitzen zudem die Fähigkeit, die ihr zugrundeliegenden Werte zu formen und zu verändern, um auf diese Weise zur breiteren Akzeptanz der verschiedensten erotischen Auslebungen (Homosexualität ist lediglich ein kleiner Bereich eines großen Ganzen) beizutragen.

---

* An dieser Stelle läßt sich ein grundsätzlicher Unterschied in der Entwicklungsgeschichte zwischen Sexualität und Drogen feststellen. So hat die Sexualität im Laufe der Jahrhunderte an gesellschaftlicher Akzeptanz gewonnen. Die Ausnahme wird von „kulturfremden" sexuellen Vorlieben geprägt. Hingegen haben Rauschmittel an kultureller und gesellschaftlicher Akzeptanz eingebüßt, wobei hier die Ausnahme von einigen wenigen Drogen wie Alkohol, Tabak, Tee und Kaffee gebildet wird. Aber auch bezüglich der europäischen Rauschvorstellungen besitzen wir m.E. die Fähigkeit, zu akzeptanzfördernden Denkmustern in unserer Kultur beizutragen.

Anmerkungen

1. Siems, A., 1988, S. 1
2. vgl. Foucault, M., 1986, Bd. 3
3. Kroll, W., 1930, S. 72
4. Geerlings, W., 1993, S. 107
5. Geerlings, W., 1993, S. 107
6. Geerlings, W., 1993, S. 110
7. Geerlings, W., 1993, S. 111
8. Johannes in: Cancik, H., 1976, S. 355
10. Cancik, H., 1976, S. 350
11. Cancik, H., 1976, S. 350
12. Cancik, H., 1976, S. 351
13. vgl. Kroll, W., 1930
14. Cancik, H., 1976, S. 352
15. Geerlings, W., 1993, S. 115
16. Cancik, H., 1976, S. 364
17. vgl. Geerlings, W., 1993, S. 117
18. Cancik, H., 1976, S. 353
19. vgl. GEO-WISSEN, 3/98, S. 6-46
20. Highwater, J., 1990, S. 19
21. vgl. Ridley, M., 1995
22. Highwater, J., 1990, S. 19
23. Foucault, M., 1977, S. 128
24. Highwater, J., 1990, S. 24
25. Highwater, J., 1990, S. 24
26. Highwater, J., 1990, S. 28
27. Highwater, J., 1990, S. 66/67
28. Highwater, J., 1990, S. 66
29. Highwater, J., 1990, S. 25

VI. *Forschungsanteil*

DIE HIGHLIGE EROTIK DER DEUTSCHEN

Die Kinsey-Reporte waren die erste breitangelegte Studie zum Sexualverhalten der Menschen. Diesem anfänglichen Beispiel folgten andere Untersuchungen, die mittlerweile ein großes Spektrum an sexualwissenschaftlichen Ergebnissen präsentieren können. Die modernen Sexualforschungen beschäftigen sich u.a. mit der Eruierung erster sexueller Kontakte, mit sexuellen Verhaltensformen und dem Stellenwert, den die Sexualität in unserer Kultur einnimmt. Da das Hauptthema dieser Arbeit sich dem Umgang mit Aphrodisiaka widmet, gilt mein Interesse jenen Studien, die sich mit dem Einsatz von erotisierenden Drogen beim Geschlechtsverkehr befassen.

Bei meiner Literaturrecherche zum Thema Sexualität und Drogen wurde ich kaum fündig. Zahlreiche AutorInnen und WissenschaftlerInnen beschäftigen sich in ihren Schriftwerken größtenteils mit dem Sexualverhalten der Deutschen im allgemeinen. Forschungen, die sich mit Aphrodisiaka befassen, richten ihr Augenmerk zumeist auf die Bewertung von potenzsteigernden Mitteln, die sich zur Zeit auf dem aktuellen Markt (Sexshops und Apotheken) befinden. Der tatsächliche Gebrauch illegalisierter Drogen wie Haschisch, Kokain, Speed, halluzinogene Pilze, LSD und Ecstasy in der Erotik wird bis dato kaum bis gar nicht erforscht.

Die Untersuchungen zu diesen Substanzen beschränken sich im Hinblick auf Sexualität lediglich auf die mögliche stimulierende Wirkungsweise solcher Spezifika, nicht aber auf ihren *tatsächlichen* Einsatz bei sexuellen Aktivitäten. Hinzu kommt, daß die Stimulantien in Versuchsreihen primär an Tieren (z.B. an Ratten) erprobt werden, um ihren Wirkungsgrad zu dokumentieren. Wie sehen aber die tatsächlichen Erfahrungen der Menschen mit derartigen Mitteln aus? Werden diese wirklich nur als Rauschmittel gebraucht, oder werden sie bewußt als Aphrodisiaka angewendet? Selbst das Sexualforschungsinstitut in Hamburg hat keine Studien zum Gebrauch von Aphrodisiaka vorzuweisen: *„So etwas machen wir gar nicht"* war die Antwort auf meine telephonische Nachfrage.

Im Jahre 1993 veröffentlichte Prof. Dr. Werner Habermehl die Ergebnisse der sexualwissenschaftlichen Untersuchung des *„Playboy"* über die Einstellungen der Deutschen zu Sexualität, Partnerschaft und Liebe, ihre sexuellen Vorlieben und Praktiken. Darunter befinden sich vereinzelt Ergebnisse, welche den Einsatz von berauschenden Substanzen (leider handelt es sich dabei nahezu ausschließlich um die Droge Alkohol) in der Sexualität thematisieren. Aufgrund dessen möchte ich dieser Studie einige Zahlen und Fakten diesbezüglich entnehmen, um im Vorfeld meiner Studie einen kleinen Blick in Deutschlands „berauschte" Schlafzimmer zu er*hasch*en.

In der Veröffentlichung dieser Playboy-Studie wird u.a. die Leiterin des westfälischen Instituts für Ehe- und Familienberatung Renate Nölle angeführt, die ihre unveröffentlichte Forschung auf Veränderungen des Sexualverhaltens der Deutschen zwischen 1984 und 1990 konzentrierte. Sie stützte sich auf 8293 ausgewertete Fragebogen aus dem gesamten deutschsprachigen Raum, und gelangte zu der Überzeugung, daß die Zufriedenheit der deutschen Frauen mit ihrem Sexualleben 1990 (im Vergleich zu 1984) um zwölf Prozent gestiegen sei: *„44 Prozent der Frauen mußten sich Mitte der 80er Jahre noch mit Alkohol antörnen, wenn sie mit ihrem Partner alle Höhen und Tiefen der Lust durchleben wollten. Heute sind es lediglich noch 37 Prozent"*[1]. Nach der Umfrage von Nölle ergibt sich, daß in Bremen 31% der Befragten bei ihrem „ersten Mal" alkoholisiert waren. In Sachsen-Anhalt steigt die Prozentzahl auf satte 42%[2]. Bei meinen InterviewpartnerInnen läßt sich der Hang ermitteln, sich zumeist vor einem beabsichtigten One-Night-Stand zu betrinken, um eine gewisse **Leichtigkeit des sexuellen Seins** vorab schon zu erreichen, und freizügiger an die „Sache" herangehen zu können.

Aus der Untersuchung des Playboy geht weiterhin hervor, daß sich im Osten Deutschlands 6% der Männer und 2% der Frauen (von insgesamt 1161 Befragten) etwas *„von (...) Liebesdrogen versprechen"*[3]. Bedauerlicherweise wird dieses Ergebnis nicht spezifiziert, sodaß keine Einteilung der Liebesdrogen in bestimmte Arten gegeben wird. Wahrscheinlich war der prozentuale Anteil - oder gar das wissenschaftliche Interesse - zu gering.

Das Institut für Geschlechtskunde der Hamburger Gesellschaft für Erfahrungswissenschaftliche Sozialforschung (GEWIS) führte 1988 die erste Überwachung eines menschlichen Geschlechtsaktes per Computer durch. Die Technik ermöglichte ihnen eine gleichzeitige Messung der physischen und psychischen Reaktionen auf sexuelle Reize. Dabei wurde ebenfalls der Einfluß von äußeren Umständen (romantischer Kerzenschein im Vergleich zum Glühlampenlicht) auf den jeweiligen Geschlechtsakt untersucht. So fanden die WissenschaftlerInnen folgendes heraus: *„Empfehlen kann man nach den Testergebnissen (...) das vielgerühmte Glas Champagner. Es dürften auch zwei sein. Im Experiment wurde 'Nicolas Feuillatte' verabreicht. Und tatsächlich sprachen die Frauen, die vor dem Geschlechtsakt Champagner getrunken hatten, schneller auf die sexuelle Stimulierung an als die Frauen der 'trockenen' Vergleichsgruppe"*[4]. Leider nimmt auch diese Forschungsreihe keinen Bezug zu anderen berauschenden Mitteln, die für eine etwaige Stimulanz eventuell förderlich sein könnten.

Es liegt die Vermutung nahe, daß Versuche zum Sex mit illegalisierten Drogen aufgrund eben dieser Illegalität nicht durchgeführt werden. Falls derartige Forschungen doch erfolgen, dann werden sie sicherlich nicht publiziert, da die von ExpertInnen mehrfach angenommene Gefahr besteht, die Öffentlichkeit zum Konsum dieser Drogen zu animieren, wenn sich in den Ergebnissen eine positive Wirkung der Mittel auf den sexuellen Verkehr herausstellen sollte. Ich vertrete die Meinung, daß solche Studien jedoch sehr interessant und aufschlußreich wären.

Wie aufschlußreich Studien mit dieser Thematik sind, beweist der praxisorientierte Forschungsanteil der vorliegenden Arbeit. Bei diesem werde ich die Darstellung der tatsächlich gemachten Erfahrungen mit illegalisierten Drogen bei sexuellen Erlebnissen in den Vordergrund rücken.

Das Forschungsziel

Aphrodite ist die Überbringerin der Liebe, Lust und Leidenschaft. Ihr geheimnisumwobener Liebesgürtel hält Mittel im Verborgenen, die den Menschen zu sexueller Glückseligkeit verhelfen sollen. Aber auch Aphrodite wird nicht jünger, sondern reift an jenen (kulturellen) Veränderungen, die die Geschehnisse der Zeit mit sich bringen. So blieb ihr keine andere Wahl, als sich des Fortschritts anzupassen, und synthetische Liebesdrogen zu entwickeln. Beispielsweise wurde aus dem Kokastrauch der Wirkstoff Kokain extrahiert, und in jenes weiße Pulver verwandelt, das nunmehr -bei seinen KonsumentInnen- den Ruf eines hervorragenden Aphrodisiakums genießt.

Moderne Drogen dieser Art, deren Wurzeln trotz aller Synthetik ursprünglich in der Natur (mit Ausnahme von Ecstasy) verborgen liegen, werden m.E. nicht nur als Mittel der puren Berauschung gebraucht, sondern finden allesamt Verwendung als Aphrodisiaka. Diese These versuche ich durch die Befragung von neun DrogenkonsumentInnen zu belegen. Dadurch möchte ich den Mythos widerlegen, der besagt, daß GebraucherInnen von Rauschsubstanzen sich lediglich „breit" machen, und alles um sich herum vergessen wollen.
Die Illegalisierung solcher Substanzen wird zum einen mit der Gefährlichkeit der Betäubungsmittel begründet, zum anderen mit dem immer wieder zur Sprache kommenden Fluchtcharakter, welcher in den Drogen und ihren KonsumentInnen nach Meinung angeblicher ExpertInnen impliziert ist. Dieser negative Beigeschmack wird stetig manifestiert und bekundet, ohne zu bedenken, daß vielleicht nur einige wenige mit ihrem Drogengebrauch für eine gewisse Zeit aus dem stressigen Alltagsleben entschwinden wollen.
Ich bezwecke mit der nachstehenden Erhebung -und mit dieser Arbeit im allgemeinen- nicht die **Verherrlichung,** und somit die **Verharmlosung** von Drogen. Ich beabsichtige vielmehr, die positiven Seiten eines wirkungsvollen Drogenkonsums aufzuzeigen, da sich meiner Meinung nach schon genügend „Fachleute" und Politiker etc. um die Postulierung der negativen Seiten bemühen. Es existiert etliche Literatur zur Gefährlichkeit und zum Mißbrauch von Drogen und über die Entstehung

von Abhängigkeiten, die ich keineswegs in Frage stellen oder gar leugnen möchte. Die negativen (Aus-) Wirkungen eines Drogengebrauchs sind jedoch nicht Gegenstand meiner Arbeit. Es ist an der Zeit, den Drogen ihre sinnbringende Komponente abzugewinnen. Im Bereich der Bewußtseinserweiterung ist dies zum Teil schon gelungen. So wird z.B. Ecstasy in der Schweiz zu therapeutischen Zwecken sinnvoll eingesetzt.

Berauschende Substanzen haben nicht nur die weit verbreitete Eigenschaft, menschliches Leben zu „zerstören" (z.B. durch Abhängigkeit). Sie können das Dasein auf Erden gleichfalls verschönern, wenn sie mit bedachter Vorsicht und im richtigen Rahmen genutzt werden. Die genannte Verschönerung kann ebenfalls in der Erotik stattfinden. Auf die gebräuchlichen, zumeist synthetischen Substanzen der heutigen Zeit bezogen, sind es Mittel aus dem Zaubergürtel der *Aphrodite der 90er.*

Ich möchte an dieser Stelle meiner Motivation zu dieser Erhebung Nachdruck verleihen, und mich gegebenenfalls wiederholen. Wie in der Einleitung erwähnt, gehe ich in meiner Untersuchung der Frage nach, ob aktuell gebräuchliche Drogen tatsächlich *bewußt* als Aphrodisiaka -zur alleinigen Verschönerung des sexuellen Erlebens- verwendet werden, oder ob das Bestreben unserer Gesellschaft nach fortwährender Leistungssteigerung auch an den Mauern der Erotik gekratzt hat, sodaß es sich nicht um eine Verschönerung, sondern um eine „Heilung" von körperlichen Schwächen handelt. Desweiteren gilt es, das *Set* und *Setting,* welche den Konsum von Aphrodisiaka begleiten, zu betrachten und zu benennen.

Auf der Suche nach InterviewpartnerInnen

Die Problematik der Vorgehensweise bei der Suche nach bereitwilligen InterviewpartnerInnen kann auf unterschiedlichsten Wegen gelöst werden. Ich entschied mich zunächst für das Entwerfen von Plakaten, auf welchen ich mein Interesse und das Aufgabengebiet der Interviews bekunden wollte. Bei der folgenden Überlegung, wo die Plakate anzubringen seien - damit sie die gesuchte Zielgruppe am wirksamsten erreichen konnten- entschloß ich mich für das Gaststättengewerbe. Der-

artige Einrichtungen schienen mir für mein Vorhaben erfolgversprechend zu sein. Im Zuge dessen wurde die anfängliche Idee von der Plakatierung jedoch von jener Idee abgelöst, die in Frage kommenden Personen in den Gaststätten direkt anzusprechen. Auf diese Weise konnte ich die Möglichkeit nutzen, die Motivation zu meiner Arbeit in einem Vorgespräch detaillierter darzustellen.
So habe ich einige mir sinnvoll erscheinende Bremer Lokalitäten (im Steintorviertel und in der Neustadt) aufgesucht. Bekanntlicherweise kommt man in Lokalitäten problemlos mit jemandem ins Gespräch. Im Verlauf solcher Unterhaltungen versuchte ich diese mit Bedacht auf meine Intention zu lenken. Dieses heikle Thema verlangte von mir allerdings ein gewisses Feingefühl, und ein vorsichtiges Herantasten an die angesprochenen Personen. Das widerhallende Interesse und die Neugierde auf Seiten meines Gegenübers wuchs mit jeder weiteren Beschreibung stetig an. Schließlich stellten sich die meisten zu einem Interview bereit. Lediglich zwei Personen wollten nicht befragt werden, sondern die Fragebogen zu Hause ausfüllen.

Weitere InterviewpartnerInnen erhielt ich durch das sog. ***Schneeball-Verfahren.*** Die Personen, die ich zuerst kontaktierte, forschten in ihrem Bekannten- und Freundeskreis nach weiteren InteressentInnen, die sie mir anschließend vermittelten[5]. Durch diese Vorgehensweise kamen insgesamt neun Erfahrungsberichte (einschließlich der beiden ausgefüllten Fragebogen) -von fünf Frauen und vier Männern- zustande.

Die Tatsache, daß ich meine GesprächspartnerInnen bereits im Vorfeld ein wenig kennenlernte, schürte eine gewisse Vertrauensbasis, die für die Thematiken der Drogen und Sexualität von Nutzen war. Ich war keine völlig Fremde, die Einblicke in ihre Intimsphäre gebot. Zudem stand die Neugierde auf beiden Seiten - sowohl ich, als auch die befragten Personen haben aus der einen Stunde, welche die Interviews zumeist andauerten, etwas für sich herausgezogen. Ich stellte fest, daß manche erst durch das Interview ihre Erfahrungen reflektierten und ins eigene Bewußtsein riefen, da sie durch die aufgeworfenen Fragen zum Nachdenken über sich und ihre Erlebnisse angeregt wurden.

Sämtliche Interviews wurden auf Tonband aufgezeichnet und anschließend transkribiert. Die Namen der Personen wurden aufgrund der von mir zugesicherten Anonymität - z.T. von den GesprächspartnerInnen selbst, z.T. von mir - geändert.

Die Interviewmethode

Hinsichtlich der Tatsache, daß die angesprochenen Themenfelder - Sexualität und Drogengebrauch - die Intimsphäre meiner InterviewpartnerInnen stark berührten, und ihnen sehr viel Offenheit und Ehrlichkeit abverlangt wurde, war es erforderlich, die Methodik der Fragestellungen beim Interview so zu wählen, daß ihnen ein Höchstmaß an Freiraum bei der Beantwortung gewährleistet wurde. Ich hatte mich bei der Wahl der Interviewform für das **halbstandardisierte Interview** (in der Fachliteratur auch **qualitatives** oder **narratives** Interview genannt) entschieden, weil ich mit dieser Methode im wesentlichen mit **offenen Fragen** arbeiten konnte[6]. Dadurch konnte ich vermeiden, meine GesprächspartnerInnen durch von mir vorgegebene Antworten in einengende Schemata zu pressen, die unter Umständen das eigentliche Meinungsbild verfälscht hätten. Das narrative Interview ermöglichte es den befragten Personen, ihre individuellen Einschätzungen und Erfahrungen zu diesen Thematiken mit den für sie treffenden Formulierungen zu beschreiben. Gerade bezüglich der Erfahrungsberichte schien es mir notwendig, daß die persönliche Note mit einfließen konnte, um einer eventuellen Verfälschung der Antworten durch unpassenden Sprachgebrauch meinerseits entgegenzuwirken.

Zusätzlich ergab sich als weiterer Vorteil des halbstandardisierten Fragebogens eine nicht zu unterschätzende Anregung des Erzählflusses meiner InterviewpartnerInnen, da sie die inhaltliche Richtung durch die offen gestellten Fragen wesentlich mitbestimmen konnten. Sie wurden auf diese Weise in ein intimes Gespräch mit mir verwickelt, dessen Ebene die Beschreibung eines intensiven und tiefgründigen Sachverhaltes betonte. Dieses Interview - Verhalten stellt eine möglichst angenehme und entspannte Beziehung der GesprächspartnerInnen in den Vordergrund. *„In einer solchen entspannten, nicht bedrohlichen Atmosphäre seien noch am ehesten gültige Antworten zu erreichen"* [7].

Der Fragebogen

Der Fragebogen (siehe Anhang 2) gliederte sich in fünf Fragenkomplexe auf, die folgenden Themen-Schwerpunkten zugrundelagen:

I. **Allgemeines**
II. **Zum derzeitigen Konsum und Erstkonsum**
III. **Set und Setting**
IV. **Allgemeines zum Sex**
V. **Drogen und Sex**

Der erste Schwerpunkt beschäftigte sich mit allgemeinen *Angaben zur Person* bezüglich Geschlecht, Alter, Nationalität, Familien- Berufsstand und Konfession.

Die Fragen des zweiten Komplexes bezogen sich auf die zur Zeit der Befragung *konsumierten Drogen,* wobei es der individuellen Einschätzung oblag, welche tatsächlich konsumierten Substanzen -wie Tabak und Alkohol- als Drogen deklariert wurden. Desweiteren interessierte mich das Alter des Erstkonsums der jeweils angegebenen Droge, und die persönlichen Motive, welche zu diesem geführt haben.

Der dritte Punkt umschloß das *Set und Setting,* und beinhaltete lediglich eine Frage, welche die *Umstände des Drogengebrauchs* zutage förderte. Aus dieser Frage ließ sich u.a. ableiten, aus welchen Motivationen heraus Drogen genossen werden, d.h., ob sie -entsprechend der von einigen ExpertInnen postulierten Annahme- wirklich einen Fluchtcharakter implizieren und zur Problembewältigung herangezogen werden, oder ob sie hedonistischen Zügen Folge leisten.

Der vierte Themen-Schwerpunkt eruierte die grundsätzlichen *Einstellungsmuster* und *Verhaltensweisen* zum individuellen Sexualleben meiner GesprächspartnerInnen. Hier nahm ich z.T. grobe Kategorisierungen vor, um die anfängliche Beschreibung des Sexualverhaltens zu erleichtern, und um Anregungen zu geben, in welche Richtung meine Fragestellungen zielten.

Der letzte und zugleich größte Fragenblock ging direkt auf das

Zusammenspiel von Drogen und Sex ein, und hinterfragte ohne Umschweife die individuellen *Erwartungshaltungen* und die *tatsächlichen Erfahrungen.* Diesen Berichten schloß sich die persönliche *Bewertung* der Erfahrungen an.
Dieser Fragenkomplex ist der wesentliche Bestandteil der Ergebnisformulierung meiner Forschung. Dieser spiegelt sowohl die positiven, als auch die negativen Erlebnisse meiner InterviewpartnerInnen mit aphrodisisch-wirkenden Mitteln wieder, wobei die positiven Seiten zu überwiegen scheinen.

Vorstellung der InterviewpartnerInnen

Wie zuvor erwähnt, werde ich die Erfahrungsberichte meiner GesprächspartnerInnen in den Vordergrund der Auswertung rücken, da mich primär der Einsatz der heutzutage bevorzugt konsumierten Drogen im Sexualleben der befragten Personen interessiert.
Zunächst möchte ich jedoch die InterviewpartnerInnen vorstellen, damit sich die LeserInnen ein grobes Bild von den Personen machen können. Die Personen werden anhand des (ersten) Umgangs mit Drogen (I), der Umstände des Konsums (II) und der Beschreibung des Sexuallebens im allgemeinen (III) vorgestellt. Dabei werde ich zumeist aus dem Original zitieren, um durch die Verwendung der eigenen Sprache meiner InterviewteilnehmerInnen ihre Persönlichkeit zu untermalen. Ausnahmen bilden auch hier die beiden eigenständig ausgefüllten Fragebogen, deren Beantwortung überwiegend stichwortartig erfolgte. Daher werde ich mich bei diesen Personenbeschreibungen eher kurz fassen, und die gegebenen Stichworte, welche durch eine kursive Schrift gekennzeichnet sind, bei der Vorstellung verwenden. Die Reihenfolge der Vorstellungen orientiert sich nach der zeitlichen Abfolge der Interviews.

Siegfried, 29 Jahre, Handwerker, deutsch, ledig, evangelisch (ohne Interview)

Siegfried konsumiert zur Zeit Alkohol *(mehrmals i.d. Woche), Cannabis (mehrmals i. Monat), Kokain (1x i. Monat u. seltener), Tabletten (1x i. Monat u. seltener) und Nikotin (mehrmals tägl.).*
Seine erste Zigarette rauchte er mit 14 Jahren, Alkohol und

Cannabis gebrauchte er das erste Mal im Alter von 16 Jahren. Kokain hat er mit 19 Jahren, Amphetamine und Pilze mit 26 Jahren probiert. Mit 28 Jahren konsumierte er das erste Mal Tabletten (leider fehlt hier eine genaue Angabe über die Art der Tabletten) und Ecstasy.

Alkohol hat Siegfried *mit Freunden beim ersten Discobesuch* getrunken, Cannabis *bei einem Freund probiert*, und zum Zigarettenkonsum kam er aus *Neugier*, und weil er *mit 14 cool sein wollte*.

Siegfried gibt monatlich *500 DM* für Drogen aus (ohne Tabak). Seinen Drogengebrauch finanziert er mit seinem *Arbeitslosengeld* und *Schwarzarbeit*.

Als Umstände des Drogenkonsum gibt er *abschalten, Flucht vor der Realität, Langeweile, Spaß haben - wenn man sich mit Leuten trifft und rumsitzt*, und *wenn ich mich einsam fühle* an.

Siegfried ist *heterosexuell* und beschreibt sein Sexualleben als *aktiv* und *experimentierfreudig*. Am liebsten mag er *Oralverkehr*, und bevorzugt die Stellung *'von hinten'*. Er schätzt sich selber beim Sex als *offen* ein, und hat ungefähr *3-4 mal in der Woche* Sex.

Agnes, 27 Jahre, Studentin, deutsch, ledig, evangelisch
(ohne Interview)

Agnes konsumiert nach eigenen Angaben *Nikotin (mehrmals tägl.), Koffein (mehrmals tägl.), Alkohol (mehrmals i.d. Woche), Cannabis (mehrmals i. Monat), Kokain* und *Ecstasy (1x i. Monat u. seltener)*. Mit 14 Jahren hat sie erstmalig Kaffee getrunken. Zwei Jahre später probierte sie Alkohol. Als sie 17 Jahre alt war, begann sie mit dem Konsum von Nikotin und Cannabis. Kokain und Pilze versuchte sie mit 18 Jahren. Jeweils ein Jahr danach folgten LSD und Ecstasy. Als Gründe, die zum Konsum führten, nennt sie allgemein, *weil Freunde es taten, einfach probiert und neugierig auf den turn*.

Abzüglich des Zigarettenkonsums gibt sie im Monat *50-100 DM* für Drogen aus. Das Geld bringt sie durch *Jobben* auf. Agnes nimmt *in Gesellschaft (mit Freunden und Bekannten)* und *auf Parties* Drogen.

Sie bezeichnet sich als *heterosexuell,* und bestimmt *aktiv* ihr

Sexualleben. Neigungen zu bestimmten Stellungen hat sie nicht. Agnes hat *3-4 mal in der Woche* Sex, und bezeichnet sich dabei als *zurückhaltend.*

Karl, 35 Jahre, Sozialarbeiter, deutsch, ledig, Konfession: keine

Karl konsumiert derzeit *„Alkohol mehrmals in der Woche, Haschisch (...) auch mehrmals in der Woche und Koks wöchentlich (...). Ich nehm' auch mal 'ne Nase Speed. Oder wenn es Pilze gibt, nehm' ich auch Pilze, aber Pilze sind saisonbedingt (...). Ich nehm' auch Opium, wenn ich was krieg'."*
Mit 17 Jahren hat er das erste Mal Haschisch konsumiert. *„Also vorher schon Alkohol, da war ich glaub' ich 13".* Karl ist dazu gekommen, Alkohol zu trinken, *„weil das eine alltägliche Droge ist",* die leicht zu beschaffen ist. *„Das erste Mal Alkohol war auf 'ner Hochzeit. Also da war ich das erste Mal so richtig besoffen (...). Und Haschisch, hab' ich schon viel von gehört, ja, und irgendwann hab' ich's dann halt auch mal ausprobiert. Also ich hab' das schon öfter angeboten gekriegt ..."*
Er hat Haschisch erstmalig im Kreis seiner damaligen Freunde probiert. Karl gibt monatlich 100 DM für Drogen aus, was er aus seinem *„bestehenden Etat"* finanziert. Der Drogenkonsum findet bei ihm in Gesellschaft statt, *„oder bei besonderen Anlässen".*

Karl ist heterosexuell, und beschreibt sein Sexualleben als *„aktiv und experimentierfreudig".* Neigungen zu bestimmten Stellungen hat er nicht: *„Wie gesagt, ich bin experimentierfreudig, aber ich bin ja auch nicht mehr so jung (...). Aber abwechslungsreich, das schon".* Er gibt an, *„drei- viermal die Woche Sex"* zu haben, und ist beim Sex generell offen.

Adam, 47 Jahre, Kellner, iranisch, geschieden, Konfession: keine

Adam gebrauchte *„Koks und Haschisch mehrmals in der Woche. Einmal in der Woche Opium und Ecstasy, und Alkohol ein- zweimal in der Woche".* Mit 17 Jahren hat er das erste Mal Haschisch probiert, *„Koks mit 30, Opuim mit 18, Ecstasy 30-35, und Alkohol auch mit 17".* Auf die Frage, wie er dazu gekommen ist, Drogen zu nehmen, antwortet er: *„Auf der Straße habe*

ich es zufällig angeboten bekommen. Und dann habe ich es auch konsumiert. Das spielte sich alles auf der Straße ab. Ich bin im Iran aufgewachsen".
Adam gibt monatlich 250-300 DM für Drogen aus, und finanziert seinen Konsum ebenfalls durch *„eigene Arbeit"*. Die Umstände des Konsums legt er nicht spezifisch fest. Er gebraucht Drogen *„in allen möglichen Umständen und Formen (...), auch alleine"*.

Bezüglich seiner sexuellen Neigungen bezeichnet Adam sich als heterosexuell *„mit viel Polygamie"*. Desweiteren ist er *„experimentierfreudig und dabei aktiv, und manchmal auch passiv, je nach Lust und Laune. Hauptsache, es ist spannend, nicht langweilig. Mein Sexualleben ist unregelmäßig und immer ohne Verpflichtungen"*. Auch bei den Stellungen beim Sex legt er sich nicht genau fest. *„Das ist von der Situation abhängig, wo man gerade ist und in welchem Zustand. Ich würde fast alles ausprobieren, aber es ist ansonsten je nach Umständen anders; wann man das macht, wo man das macht, ob im Badezimmer, in der Küche oder im Bett"*. Wie aus dieser Beschreibung ersichtlich, ist Adam beim Sex sehr offen. Er hat auch unregelmäßig Sex. *„Auch wieder je nach Umstand und Lust und Laune und Möglichkeiten. Es kommt d'rauf an, ob ich frei habe, jemanden finde und Lust habe"*.

Stefanie, 24 Jahre, Studentin, deutsch, ledig, evangelisch

Stefanie antwortet auf die Frage nach dem derzeitigen Konsum zunächst einmal mit der Gegenfrage, ob Alkohol als Droge zu bezeichnen sei. Ich überlasse ihr die Entscheidung: *„O.k., dann wöchentlich. Wöchentlich heißt auf jeden Fall einmal die Woche. Dann Kiffen, aber selten, superselten. Pilze seltener sogar als einmal im Monat und seltener. Koksen, (...) Ecstasy (...) und Trips auch seltener.*
Das erste Mal, daß ich Alk (Alkohol) probiert hab', da war ich sechs. Das war 'ne Wette mit Claudia, meiner Schwester ... Das erste Mal Hasch genommen hab' ich auch mit Claudia. Mit 14 war das (...) auf dem 'Goldene Zitronen' - Konzert. Pilze war das erste Mal auf einer Party. (...). Da war ich, glaube ich 16/17. Mit Koks hab' ich in Berlin angefangen. Da war ich aber schon älter, 19. Und Ecstasy hab' ich jetzt erst vor Kurzem..., also mit

23. Meinen ersten Trip hatte ich mit 19 oder 20, das weiß ich nicht genau".
Stefanie ist durch Freunde und „*durch Weggehen*" dazu gekommen, Alkohol zu trinken. „*Ja, wenn du dann halt in der Disco bist und irgendwie bei einer Freundin schläfst, dann kannst du ja auch was trinken, weil Muttern merkt das ja nicht. (...). Und Pilze durch Freunde. Trips durch meine Schwester, Ecstasy durch Freunde und Koks hat meine Schwester für mich mitgebracht nach Berlin*".
Stefanie arbeitet nebenbei in einer Kneipe. Das hat zur Folge, daß sie selten finanziell für ihren Alkoholkonsum aufkommt. Trotzdem gibt sie insgesamt 200 DM im Monat nahezu ausschließlich für Alkohol aus. Da sie andere Drogen nach eigenen Angaben sehr, sehr selten konsumiert (zwei-dreimal im Jahr), kann sie diesbezüglich keine Geldsummen nennen.
Der Drogengebrauch findet bei ihr überwiegend im gesellschaftlichen Ambiente statt. „*Wenn ich weggehe, oder wenn ich Frust habe (...). Danach gehe ich dann aber weg. (...). Hasch ist für mich eine 'Vor-dem-Fernseher-Kultdroge'. Ich würde niemals Hasch rauchen, wenn ich weggehe. Dann würde ich einschlafen, auf der Stelle. Pilze, Koks und 'E' (Ecstasy) und Trips bei speziellen Anlässen ... Das ist dann halt schon nett geplant, so in 'ner netten Runde ...*".

Stefanie stuft sich als heterosexuell ein. Sie hat zwar Neigungen zu bestimmten Stellungen, möchte diese aber nicht nennen. In ihrem Sexualleben bezeichnet sie sich als experimentierfreudig. „*Ansonsten bin ich beim Sex häufig betrunken. Aber ich glaube, ich bin schon ein sehr aktiver Part*". Ihre Verhaltensweisen in puncto Sexualleben richten sich nach ihren Absichten. „*Wenn es irgendwie nur ein One-Night-Stand ist, dann total offen. Wenn ich aber von diesem Typen wirklich was will, dann doch eher zurückhaltend; also wenn es (...) was Wichtigeres für mich ist, (...) wenn ich denke, das wird ernst oder würde für mich ernster werden. Ich hab' aber fast nur One-Night-Stands, selten feste Freunde. Und da würde ich halt sagen, wenn ich weiß, oder will, daß da was Festes d'raus wird, bin ich erstmal zurückhaltender*". Die Tatsache, daß Stefanie zumeist One-Night-Stands hat, bedeutet, daß sie auch unregelmäßig Sex hat, je nachdem, ob sich etwas ergibt.

Heike, 27 Jahre, Studentin, deutsch, ledig, römisch-katholisch.

Alkohol, Haschisch, Pilze, Trips, Koks und Speed sind jene Drogen, die Heike momentan konsumiert. *"Das passiert wöchentlich oder mehrmals in der Woche bei Haschisch und Alkohol. (...) Pilze einmal im Monat und seltener, je nach Saison. Trips und Koks auch seltener".* Heike hat im Alter von 12 Jahren mit dem Alkoholgebrauch begonnen. Haschisch rauchte sie das erste Mal mit 14/15 Jahren. Ungefähr zwei Jahre später versuchte sie Pilze und Trips. Mit 19 Jahren nahm sie erstmalig Kokain.

Die Frage nach den Beweggründen, die zum Drogenkonsum geführt haben, beantwortet sie kurz und mit einem Hauch Ironie: *"Ja, das geschah durch 'böse' Freunde. Das gilt allgemein auf alle Drogen bezogen".*

Heike gibt monatlich ungefähr 200 DM für Drogen aus. *"Das bezieht sich jetzt auf Alk* (Alkohol). *Das andere nehme ich eigentlich nur geschenkt. Ich denke, das ist auch ein wichtiger Punkt, ob man sich das Zeug selber kauft, oder ob dich irgendjemand fragt: Oh, hast du nicht Bock (...)? Das ist bei mir auch so. Die härteren Drogen kaufe ich mir nicht. Das geht so mit besten Freunden. Ich habe noch nie Koks gekauft (...)."* Das Geld für den Gebrauch von Alkohol bringt sie durch Arbeiten auf.

Heike konsumiert Drogen meistens *"bei gesellschaftlichen Anlässen. Obwohl manchmal ist das auch naturmäßig. Naturflash",* aber generell im Kreis ihrer Freunde, nicht alleine.

Heike ist heterosexuell und beschreibt ihr Sexualleben als passiv und *"sparsam, selten. Je nachdem, ob Beziehung oder nicht".* Sie hat keine Vorlieben für spezielle Stellungen beim Sex. Ansonsten bewertet sie ihr sexuelles Verhalten als zurückhaltend. Ihre sexuellen Kontakte finden sehr *"unregelmäßig"* statt. *"Das kommt auf die Dauer der Beziehung an, ob man zusammen wohnt oder nicht. Saisonbedingt, das paßt irgendwie. Meistens wirklich ein Jahr gar nicht, und dann (...) kann das auch dreimal im Monat mit Verschiedenen sein, das ist echt ganz schwer zu sagen".*

Rosenresi, 23 Jahre, Schülerin, deutsch-algerisch, ledig, Konfession: keine.

Rosenresi muß auf die Frage nach ihrem derzeitigen Drogenkonsum einige Minuten überlegen, bis sie sich darüber im Klaren ist, welche Drogen sie tatsächlich gebraucht. Dann beginnt sie mit der Aufzählung: *„Hasch, Gras meine ich. (...). Pilze, ganz selten. Ganz selten Ecstasy, Opium, Koks. Da kannst du auch diese Natursachen dazu nehmen, die 'Herbal-Ecstasies' habe ich auch mal probiert, das war aber nur einmal".* Im weiteren Verlauf des Interviews fügt sie noch Alkohol als zur Zeit konsumierte Droge hinzu. *„Das geschieht regelmäßig, alle paar Tage mal".* Mehrmals im Monat raucht sie Haschisch. Bei der Häufigkeitsangabe zu Pilzen, Ecstasy und Opium wählt sie die Kategorie *„seltener".*
Mit 14 Jahren trank sie ihr erstes Glas Alkohol. Rosenresi war 16 oder 17 Jahre alt, als sie zum ersten Mal Gras geraucht hat. *„Vor zwei, drei Jahren oder so"* machte sie ihre erste Erfahrung mit Pilzen und Ecstasy, und vor zwei Jahren lernte sie den Opiumrausch kennen. *„Durch Freunde"* und *„Interesse"* daran, *„wie das wirkt, wie das bei mir wirkt, was es bei mir bewirkt"* waren die Gründe, welche sie dazu bewegten, diese Drogen zu probieren.
„Das sind bestimmt 100 DM", die Rosenresi für ihren Konsum monatlich bezahlt. Im Hinblick auf die Finanzen regelt sie ihren Gebrauch *„über Zuschenkungen (...). Das Gras bekomme ich irgendwo geschenkt, ich vermittle das irgendwelchen Leuten, kriege dann irgendwann eine Blüte ab. Ich rauche auch nicht viel. Und Alkohol ... dadurch, daß ich (...) Kneipenarbeit gemacht habe. Ich bekomme Sonderzuschüsse. Abgesehen davon, gibt es noch so einen Zusammenhalt, so kneipentechnisch, daß man da mal etwas ausgegeben bekommt".*
Angesprochen auf die Umstände ihres Konsums sagt sie: *„Ja, das ist sehr breit gefächert. Entweder, wenn es mir gut geht, oder, wenn es mir besser geht, oder, wenn ich traurig bin. Also diese 'Herbal-Ecstasies' habe ich z.B. genommen, weil es mir total schlecht ging, und weil mir eine Bekannte sagte, wenn ich mich entspannen will innerlich, daß das vielleicht dann ganz gut wäre - aus einem therapeutischen Zweck".* Rosenresi gebraucht Haschisch sowohl im gesellschaftlichen Rahmen, als auch zu Hause alleine. Meist liest sie dann ein Buch.

Sie ist nach eigener Einschätzung heterosexuell. Auch Rosenresi differenziert in ihrem Sexualverhalten zwischen festem Partner und einem One-Night-Stand. *„Ich bin einerseits experimentierfreudig, aber eigentlich schaffe ich das nicht unbedingt. Wie soll ich das sagen? Beim Sex bin ich (...) eher passiv, gerade, wenn das für eine Nacht ist usw. Daß ich dann eher gucke, was die Person macht, und wie ich das empfinde"*. Wenn sie einen festen Partner hat, verhält sie sich anders: *„Durch's Öffnen (...), daß ich irgendwo interessiert bin an anderen Stellungen auf jeden Fall. Daß ich da auf andere Ideen komme"*. Auch umschreibt Rosenresi ihre Vorlieben bei den Stellungen: *„Wenn ich oben sitze, oder irgendwelche Verrenkungen mache; hin und her, hoch und runter, auf und ab... ich meine, so gemeinsam"*.
Beim Sex übernimmt sie sowohl den aktiven, als auch den zurückhaltenden Part. *„Ich denke, das ist wechselseitig. Manchmal denke ich, ich habe jetzt gar keinen Bock, irgendwie irgendetwas zu tun"*.
Bezüglich der Frage, wie häufig sie in der Regel Sex hat, macht sie lediglich eine vage Äußerung: *„Das kann ich so auch nicht sagen. Ich habe irgendwie selten einen festen Freund. Ich meine, wenn ich einen Freund habe, dann fast eigentlich dauernd. Das kommt dann auf den Partner an. Ich bin im letzten Jahr freier geworden. Daß ich da irgendwie Typen abgeschleppt habe, das habe ich früher nie gemacht. Da kam das ohne festen Freund auch auf zweimal die Woche"*.

Sven, 28 Jahre, Zimmermann, deutsch, ledig, heidnisch.

Sven gebraucht ebenfalls diverse Drogen. *„Zur Zeit konsumiere ich (...) Haschisch. (...). Das geschieht mehrmals täglich. Und so monatlich nehme ich Kokain. (...). Einmal im Monat und seltener, würde ich sagen vielleicht LSD und Ecstasy. Das habe ich schon konsumiert, aber das konsumiere ich nicht immer regelmäßig"*. Auf meine Nachfrage, ob er noch etwas hinzufügen möchte, ergänzt er: *„Das ist der Alkohol, was sich auf den Sex auf jeden Fall auswirkt. Nikotin eher nicht. (...). Das gibt es wöchentlich ... Ich rauche täglich und trinke Kaffee"*. Aus dem weiteren Verlauf des Gesprächs ergibt sich, daß Sven auch Speed konsumiert.
Sein Erstkonsum von Haschisch fand im Alter von 15 Jahren statt. *„Das war Haschisch mit Tabak vermengt. Das kam also*

regelmäßig vor. (...). Und Kaffee - das habe ich schon mal vorher getrunken, Tee und solche Sachen". Mit 19 Jahren versuchte er das erste Mal Kokain. Ein Jahr später probierte Sven LSD und Ecstasy. Den Anfang machte er allerdings mit Alkohol. Zu der Zeit war er 14 Jahre alt.

Er begründet den Beginn des Drogengebrauchs mit der Gesellschaftsfähigkeit spezieller Drogen: *„(...) Kaffee, Tee, Nikotin und Alkohol sind so umgänglich, sage ich mal, daß man durch die Gesellschaft einfach animiert wird, diese Drogen auf jeden Fall auszuprobieren".* Kaffee und Tee trank er anfänglich *„im familiären Kreis";* Nikotin, Haschisch und Alkohol zusammen mit Freunden. *„Ich habe Interesse gehabt, habe dann gesagt: besorg' das mal, mach' das mal! Sie sind mir nie angeboten worden, ich habe immer danach gefragt, sei es Haschisch oder Kokain".*

Auf die Frage nach seinen monatlichen Ausgaben für seinen Drogenkonsum antwortet Sven: *„Das kommt darauf an, wieviel Geld ich habe. Eigentlich kann ich mir das momentan nicht leisten, aber das ist ja egal. Es kommt darauf an, was das, was ich konsumiere, wert ist. Sagen wir das mal so".* Desweiteren erwähnt er diesbezüglich: *„Ich bin eingeladen worden von Leuten, die man vielleicht vor zwei Jahren regelmäßig öfters eingeladen hat, die mittlerweile mehr Geld haben als ich. Ich sage dir das mal ... ich rechne dir das mal zusammen, wieviel das ungefähr wert ist .... Ich würde sagen, das sind 600 DM".* Das Geld bringt er durch sein Einkommen und *„gelegentliche Drogendeals"* auf. *„Du kaufst zehn Gramm Koks, verkaufst acht davon an Leute, die das unbedingt haben wollen. Dann hast du noch zwei für dich".*

Das Set und Setting des Drogengebrauchs ist bei Sven substanzgebunden, und richtet sich nach der spezifischen Drogenwirkung: *„(...) also Haschisch ist meine alltägliche Droge. Ich möchte entspannen, um den alltäglichen Problemen zu entfliehen".* Somit konsumiert er Haschisch nicht ausschließlich in Gesellschaft, sondern auch alleine. *„Kaffee und Zigaretten auch, wenn ich alleine bin. LSD, Kokain, Ecstasy, und was da so mit rein fällt, nehme ich nicht alleine, sondern mit Freunden zusammen. (...), weil ich von der Droge etwas anderes erwarte, als nur meine persönliche Entspannung ... meinen persönlichen Bedürfnissen nachzukommen. Ich nehme die Drogen, weil ich da Spaß in der Zeit, während ich die Drogen nehme, verbringen*

will. Um vielleicht mit Freunden auf einem Level zu sein, in dem Zusammenhang möchte ich das betrachten. Nicht nur, weil ich mit ihnen jetzt auf einem Level sein will, deswegen esse ich jetzt LSD. Das passiert denn schon nach Absprache.
LSD nehme ich gerne in der freien Natur, und nicht in irgendwelchen Lokalitäten und irgendwelchen Veranstaltungen. Das wäre dann in einem kleinen Kreis. Und Kokain genau gegenteilig, das würde ich dann nicht nehmen. Das würde ich auch nur nehmen, wenn man sich unter Leute mischt, wenn man viele Menschen sieht. Ich sage auch, vom Kokain erwarte ich mehr Selbstbewußtsein, wenn ich ganz ehrlich bin. Und weil ich eine unverkrampftere Ausstrahlung von dem Kokain erhalte".

Sven hat sich in seiner Sexualität für die heterosexuelle Seite entschieden. Sein Sexualleben *„ist auf jeden Fall aktiv und experimentierfreudig. Passiv ist nicht so mein Ding. (...). Mein Sexualleben ist unregelmäßig. Wie ich mein Sexualleben beschreiben würde? Das ist gar nicht so einfach zu beantworten. Das ist ausgiebig, zärtlich, emotional ... das ist auf jeden Fall etwas in der Richtung. Ich könnte keinen Sex haben, wenn ich mich kontrollieren würde, wenn ich mich nicht so geben kann, einfach gehen lassen kann. Das gehört für mich irgendwie dazu. Dann brauche ich keinen Sex zu haben, und habe nichts davon".*
Beim sexuellen Akt an sich liegt Sven mit Vorliebe *„gerne auf dem Rücken".*
Nach seiner Einschätzung des eigenen Sexualverhaltens gefragt, gibt er zu: *„Ich glaube, ich bin im Umgang mit Frauen sehr verklemmt. Aber wenn ich dann mit einer Frau Sex habe, dann brauche ich ja keine Hemmungen mehr zu haben. Dann würde ich sagen, daß ich sehr offen bin, wenn es dann soweit ist. (...). Ja, wenn ich das Vertrauen habe, dann bin ich nicht so verklemmt".*
Wie Sven schon in seiner Beantwortung einer vorherigen Frage betont hat, pflegt er in unregelmäßigen Abständen sexuelle Kontakte. *„Das geht ja nicht nur von einem aus. Da gehört ja auch immer ein Partner dazu, mit dem ich Sex haben möchte. Irgendwann dann zu onanieren oder so ... Masturbation sagt man vielleicht dazu ... wenn man das mal dazu nimmt, dann würde ich schon sagen, daß das sehr regelmäßig ist. Wenn ich könnte, dann hätte ich auch regelmäßig Sex".*

Vanessa, 26 Jahre, Gastronomin, deutsch, ledig, evangelisch.

Vanessa gebraucht „*Haschisch, nicht unbedingt jeden Tag, aber mehrmals in der Woche. Kokain zur Zeit ganz wenig, (...) einmal im Monat und seltener. Vorher allerdings mehrmals im Monat. (...). Alkohol ... ich habe da gerade eine Cleanphase im Moment ... wöchentlich*". Sie fügt noch hinzu, daß sie gelegentlich auch „Herbal-Ecstasies" genommen hat. Ebenso selten konsumiert sie Pilze und Acid.
Den ersten Alkoholrausch lernte sie mit 12 Jahren kennen, und „*Haschisch mit 17 Jahren. Kokain habe ich das erste Mal mit 24 Jahren ausprobiert. (...). Bei dem ersten Pilzrausch war ich 19*". Im Alter von 20 Jahren versuchte sie erstmals Acid, und mit 26 Jahren „Herbal-Ecstasy".
Vanessa hat auf den Konsum von Drogen „*immer selber Bock (...) gehabt*". Das erste Mal beschreibt sie wie folgt: „*Ja, bei dem Alkohol war es irgendwie klar. Alkohol gibt es überall. Der ist immer da. Beim Haschisch war das so, daß es lange in meinem Umfeld immer da war. Ich habe aber am Anfang nicht gekifft. Irgendwann wollte ich auf Diät, kein Bier mehr trinken, da dachte ich, denn kannst du ja auch kiffen.
Bei den Pilzen war das so, daß die da wuchsen: die sind geil, essen, hier! ... und dann ausprobiert. Da war ich in Irland. Ich habe so in einer Hütte gepennt, bin morgens aufgewacht, habe Feuer gemacht. (...). Das war auch mitten im Sommer. Wir haben dann ein paar mehr gesucht, da hatten wir 15 Stück. Es war mein erster Pilztrip*".
Ihre monatlichen Ausgaben für Drogen belaufen sich auf ca. 100 DM, die sie wiederum ihrem Gehalt entnimmt.
Bei Vanessa bestimmt ebenfalls die spezifische Drogenwirkung das Set und Setting, unter welchen sie die Drogen gebraucht, wesentlich mit. So raucht sie „*Hasch auch gerne zu Hause oder alleine. Aber auch mit Menschen, also beides. (...). Ich finde halluzinogene Drogen eher für alleine, beziehungsweise für gesetztes Setting gut. (...). Die Drogen nehme ich denn in letzter Zeit nicht mehr viel; habe in der Zeit dann auch mal auf Parties solche Drogen genommen. Aber ich stehe eigentlich eher auf ..., na, am besten im Wald. Alkohol als soziale Droge, Koks auch als soziale Droge*".
Vanessa ist heterosexuell. In ihrem Sexualleben ist sie „*durchaus aktiv, bei Gelegenheit*", und „*wählerisch*". Neigungen zu

bestimmten Stellungen beim Sex hat sie nicht. *„Es gibt so ein paar Stellungen, die bieten sich meistens an. Ich stehe nicht so auf Akrobatik. Ich bin gerne gemütlich. Das ist immer eine Frage der Situation und des Partners".* Ansonsten schätzt sich Vanessa beim Sex *„offen"* ein. Aufgrund der Tatsache, daß sie zur Zeit keinen Freund hat, reduzieren sich ihre sexuellen Aktivitäten auf *„zur Zeit wenig, gar nicht".*

Anmerkungen

[1] Habermehl, W., 1993, S. 21
[2] vgl. Habermehl, W., 1993, S. 134
[3] ebd. S.36
[4] ebd. S.74
[5] vgl. Kolte, B., 1996, S. 40
[6] vgl. Friedrichs, J., 1990, S. 224
[7] v. Alemann, H., 1984, S. 212

VII. Das Forschungsergebnis

AUSWERTUNG

Die Auswertung der Interviews erfolgt in Form von Erfahrungsberichten, die auf die individuellen Beschreibungen meiner InterviewpartnerInnen - zum Fragenkomplex ***Drogen und Sex*** - zurückzuführen sind. Bei den Ausführungen und Beurteilungen der Erfahrungen kommen die Personen durch Originalzitate wieder selbst zu Wort. So ist die Ergebnisformulierung durch die Darstellung der einzelnen Erfahrungsberichte -zur angeführten Thematik- gekennzeichnet. Die Reihenfolge der Personen richtet sich wiederum nach der zeitlichen Abfolge der Interviews.

Zusätzlich beabsichtigte ich anfänglich, in der Auswertung eine Einteilung in ***positive*** und ***negative*** Erlebnisse vorzunehmen, und meine GesprächspartnerInnen jener Kategorie zuzuordnen, die ihren individuellen Erfahrungen entsprach. Da jedoch alle befragten Personen im allgemeinen von positiven Erlebnissen mit Drogen und Sex berichteten, habe ich folglich auf diese Einteilung verzichtet. Dennoch erklingt bei manchen Erlebnisbeschreibungen ein negativer Aspekt, wodurch der positive Tenor z.T. seine Einschränkung erfährt.

ERFAHRUNGSBERICHTE

Siegfried (ohne Interview)

Er hat unter dem Wirkungseinfluß von *Alkohol, Cannabis* und *Kokain* Sex gehabt. *Je nach Situation* hat er diese Drogen zum sexuellen Erlebnis auch bewußt eingesetzt. Manchmal geschah es jedoch eher zufällig. Auf Kokain bezogen erwartete er eine *quantitative Steigerung der Erektion.* Durch den Cannabisrausch erhoffte Siegfried sich *phantasievolleren Sex.* Seine Partnerin war nicht immer gleichfalls berauscht. Aber wenn sie berauscht war, *dann von den gleichen Drogen.*

Er erfuhr, daß er *auf Drogen* eine *längere Ausdauer* beim Sex hatte, der an sich *intensiver* war. Den Geschlechtsverkehr

beschreibt er als *positiv*. Seine Aussage bekräftigt er durch Adjektive wie *geiler, länger* und *intensiver.* *
Siegfrieds Sexualverhalten hat sich aufgrund des Erlebnisses geändert. Er empfindet seither ein *gesteigertes Verlangen nach Sex*. Trotzdem bekundet er, daß *Sex* für ihn *von Drogen unabhängig ist,* wodurch er keine nachfolgenden Erfahrungen ohne Drogenwirkung beschreibt. Im Zuge dessen gibt er an, die berauschte Erotik nicht zu bevorzugen. Er würde die Erfahrung - unter Drogeneinfluß Sex zu haben- allerdings *jederzeit wiederholen*.

Agnes (ohne Interview)

Agnes hatte sexuellen Kontakt nach dem Genuß von Alkohol, Cannabis, Kokain und Ecstasy. Dabei konsumierte sie Cannabis mit dem Hintergedanken an *leidenschaftlicheren Sex*. Bei den anderen Drogen vollzog sich die Konstellation mit Sex *eher zufällig*. Ihr Partner befand sich ebenfalls im Rausch *von den gleichen Drogen.*
Sowohl den sexuellen Akt, als auch die generellen Erfahrungen bewertet sie positiv, wobei *aber zuviel Alkohol abturnt*. Sie empfand die durch Drogen stimulierte sexuelle Situation als *spontaner, wilder und experimentierfreudiger.* **
In ihren sexuellen Verhaltensweisen ist Agnes *aufgrund neuer Erfahrungen vielseitiger geworden*. Der Sex nach diesen Erfahrungen war ohne Stimulanzien *nicht besser und nicht schlechter*. Ob sie den berauschten Sex bevorzugt oder nicht, *hängt vom Rausch ab: bei Cannabis ja, bei Alkohol eher nein*. Anson-

---

* Da Siegfried den Fragebogen zuhause ausgefüllt hat, bezog er die Fragen 17 und 18 *(17. Kannst Du Veränderungen im Laufe des Drogenkonsums feststellen, z.B. auf die Drogenmenge bezogen? 18. Welche Differenzierungen zwischen nüchtern und „breit" kannst Du im Nachhinein machen?)* auf seinen Drogenkonsum im allgemeinen, ohne jedoch Bezug auf das Thema Sex zu nehmen. Meine Intention, die den sexuellen Aspekt einschließt, geht aus der Frageformulierung offensichtlich nicht klar hervor. Während der Interviews konnte ich den Sinngehalt der Fragen durch die Art der Fragestellung deutlich hervorheben. Aufgrund dieser Tatsache werde ich die Fragen 17 und 18 bei Siegfried außerachtlassen, da sie keinen Aufschluß über die Thematik „Drogen und Sex" gibt.
** Auch Agnes füllte den Fragebogen ohne meine Anwesenheit aus. Deshalb ist eine Auswertung der Fragen 17 und 18 -mit der gleichen Begründung- auch bei ihr leider nicht möglich.

sten neigt sie jedoch dazu, die gemachten Erfahrungswerte durch neue zu ergänzen.

Karl

Die Erfahrungen, die Karl mit Drogen und Sex hat, beziehen sich auf *„Haschisch, Alkohol natürlich, Kokain, Speed; sonst glaub' ich nichts"*. Haschisch hat er bewußt eingesetzt - *„Und bei Koks war es manchmal auch bewußt, aber manchmal kam es halt so. Das läßt sich (...) nicht immer so steuern"*. Seine Erlebnisse hinsichtlich der sexuellen Thematik, haben ihre Anfänge im Cannabisrausch, weil er *„das ziemlich angenehm (fand)"*. Die Erwartungshaltung stützte Karl auf die Erfahrungen eines Freundes: *„Auf Koks fing das eigentlich so an, daß mir ein Freund das gesagt hatte, daß das unheimlich gut wäre. Und da wollte ich das natürlich auch gerne mal ausprobieren. Und das habe ich dann auch gemacht. Auch mit 'ner Frau zusammen"*. Bei diesem Mal war seine Partnerin auch von der gleichen Droge berauscht. *„Aber das war nicht immer so. Ich hab' das auch mal mit 'ner Frau gemacht, die überhaupt keine Drogen nimmt. Ich weiß gar nicht mehr, ob sie das gewußt hat, daß ich was genommen hab'. Sie hat es, glaube ich, geahnt, aber sie wußte das nicht so. Mit der hatte ich unheimlich guten Sex, und da ließ sich das unheimlich gut steuern"*.

Mit diesen Worten beginnt Karl, seine Erfahrungen mit Kokain und Sex zu schildern. Er fährt weiter fort: *„Beim ersten Mal fand ich das noch ganz toll. Es hat halt einige Vorteile, du kannst den Orgasmus besser steuern. Das ist (...) ein großer Vorteil. Allerdings gleitete es immer mehr zum Ficken hin. Das war dann kein Sex mehr, das war mehr Ficken.*

Zu Anfang, die ersten paar Male, war es ganz angenehm. Und nachher fand ich's dann als eher abstoßend. (...). Anfänglich war ich interessiert, und dann, im Laufe der Zeit, hat das abgenommen (...). Obwohl, mir hat das manchmal auch total Spaß gemacht. Aber Sex und Liebe muß man dann auch mal voneinander trennen. Das hat miteinander nichts mehr zu tun".

Karl beurteilt den geschlechtlichen Kontakt *„eher positiv; bei Haschisch sowieso"*. Seine erotischen Erlebnisse hinsichtlich Haschisch kennzeichnet er mit Begriffen wie *„intensiver ... Intensität ... intensiveres Erleben, zärtlicher ... mehr fällt mir im*

Augenblick nicht ein. Und bei Koks muß man natürlich (...) differenzieren. Koks, fand ich, das ist ziemlich frei irgendwie. Es ist freier, und es ist steuerbar. Also der Orgasmus ist steuerbar, wenn er nicht ganz ausbleibt. Das fand ich auch nachher ziemlich scheiße, weil ein Stück weit gehört das für mich dazu. Und wenn du es (...) gar nicht mehr hast, dann nimmt das für mich eine ganz andere Dimension an". Dieses Erscheinungsbild des ausbleibenden Orgasmus' begründet er mit der Drogenmenge, die *„auf jeden Fall 'ne Rolle spielt"*. Eine kleine Dosis Kokain wirkt stimulierend. Dagegen haben große Mengen den Nachteil, daß sie zumeist den Orgasmus hemmen.

Karl geht nicht davon aus, daß sich sein Sexualverhalten aufgrund der Erlebnisse in irgendeiner Weise *„großartig geändert hat"*. Jedoch sind die erotischen Erfahrungen ohne Kokain - darauf bezieht er sich am meisten- mit Unterschieden zu benennen. *„Bei Männern ist das ja ... die haben ja immer leichte Orgasmusprobleme, weil sie (...) eigentlich oft zu früh kommen. Und manchmal hätte ich mir halt gewünscht, daß ich das ein bißchen steuern kann. Das ist nüchtern nicht gegeben. Dadurch wird's dann natürlich auch kürzer. Aber es hat auch Vorteile: das Vorspiel gehört dann wieder dazu. Das gibt es (...) bei Koks nicht. Das ist eher so: Klamotten runter und los, so ungefähr. Und es ist auf jeden Fall wieder zärtlicher geworden"*.

Generell würde er den Sex auf Drogen nicht vorziehen. *„Das kommt darauf an (...). Wenn es sich ergibt, oder das beide machen, ja. Das war halt auch ein Erlebnis für sich. Also das ist ein sexuelles Erlebnis, das hast du sonst nicht. Von daher wollte ich das auch unbedingt machen. Koks ist halt die Sexdroge schlechthin"*.

Adam

Die Drogen, die Adam im allgemeinen konsumiert (Kokain, Haschisch, Opium, Ecstasy und Alkohol), haben auch in seiner Sexualität Verwendung gefunden. *„Ich hab' auf alles Sex gehabt. Öfter auch als Cocktail von allen zusammen"*. Seine erste Erfahrung mit Drogen und Sex war nicht geplant. *„Also beim ersten Mal war das alles zufällig, und ich habe keine Erwartungen dabei gehabt. Es war nur schön, was ich hinterher festgestellt hatte"*. Nach diesem Ersterlebnis setzte Adam Drogen bewußt beim Sex ein, um dieses schöne Gefühl, welches er beschreibt, in seinen Empfindungen zu beleben. Er hatte die Erwartung, *„daß es immer wieder so schön ist wie beim ersten Mal. Es hat sich danach so entwickelt, und es war schön"*. Auch Adam hat den rauschhaften Erotikzustand gemeinsam mit seiner Partnerin genossen, welche zumeist, *„aber nicht unbedingt"*, unter der Rauschwirkung der gleichen Droge stand. Er bekundet eine gewisse Relevanz zum Rauschzustand seiner Partnerin: *„Es müssen schon beide berauscht sein, finde ich. Wenn nur ich berauscht bin, ist es nicht gut, weil sie dann Erwartungen hat. Aber es ist o.k., manchmal, wenn nur sie berauscht ist"*.

Auf seine Art, meine Fragen kurz und präzise zu beantworten, erzählt Adam von seinen Erfahrungen, die er mit dem Zusammentreffen von Drogen und Erotik gemacht hat: *„Auf Alkohol gefällt es mir nicht besonders. Man ist meistens zu nichts mehr fähig, wenn man besoffen ist. Aber auf Haschisch ist man phantasievoll. Auf Koks ist man aktiv mit großer Ausdauer. Da kann man stundenlang Sex haben. Auf Opium ist das mehr romantisch und gelassen. Opium verzögert auch den Höhepunkt. Auf Ecstasy ist es wie auf Koks"*.

Wie aus dieser Beschreibung ersichtlich, bewertet er den drogeninduzierten Geschlechtsverkehr als positiv. *„Außer beim Alkohol, da nicht"*. An diese Darstellung der erotischen Ereignisse knüpft er *„phantasievoll, nicht langweilig und sehr ausdauernd"* an. *„Man kann abschalten. Man kümmert sich nicht um die anderen Probleme, die man hat. Und man ist voll dabei"*. Obgleich er dem stimulierten Sex vorrangig positive Seiten abgewinnt, fügt Adam dennoch einen nachteiligen Blickpunkt hinzu: *„Wenn die Dosierung steigt, dann ist es nicht mehr lustig. Es wird langweilig wie ein 'anderer Alltag'. Dann muß man aufpassen, und die Dosierung wieder herabsetzen, damit es wieder Spaß macht. (...). Wenn man über die Kurve ist* (er malt mit dem Finger eine ansteigende Kurve in die Luft), *dann macht's keinen Spaß mehr. Dann ist man nicht bei der Sache, oder man ist zu breit dafür. Und dann dauert es eine Zeit, bis man wieder diesen passenden Level zurückbekommt. Und dann macht es wieder Spaß"*. Aus einer zu hohen Dosierung einer Droge resultiert - Adam zufolge - eine sichtbare *„Schwäche"* der männlichen Geschlechtsteile, welche einfach *„nicht mitmachen. Aber beim Sex ist das nicht nur das mit dem Geschlechtsteil. Das muß nicht immer steif sein, wenn ich das so penetrant* *sagen kann. Aber was dann keinen Spaß macht, ist, wenn man zu 'zu' (ugs.: berauscht) ist, und man das nicht richtig wahrnehmen kann. Dann will man lieber einfach so träumen oder Achterbahn-Fahren".*

Ein weiterer Vorzug, der sich aus dem drogeninduzierten Sex ergibt, fokussiert er direkt auf die Rauschwirkung der Drogen: *„Wenn ich berauscht bin, (...) kann ich die Probleme, die ich im Alltag habe, abstrahieren. Und dann mache ich nur Sex, objektiv Sex. Wenn man nüchtern ist, kann man das nicht so, als wenn man berauscht ist. Dann sind die Probleme halt da und hängen mit rein. Berauscht kann ich abschalten und mich fallenlassen".*

Etwaige Veränderungen seines Sexualverhaltens, die auf die Erfahrungen zurückzuführen sind, kann Adam nicht manifestieren. *„Bestimmt hat sich irgendetwas verändert, was ich nicht wahrgenommen habe. Aber ich kann keine Veränderungen feststellen".* Da Adam auch im nüchternen Zustand sexuelle Kontakte pflegt, kann er nach seinen Erlebnissen mit dem Zusammenspiel von Drogen und Sex Unterscheidungsmerkmale darlegen. *„Das war bestimmt nicht das Gleiche. Wenn man nüchtern ist, ist das eine normale Sache. Der Trieb wird ausgelebt, ohne daß viel manipuliert wird. Aber wenn das manipuliert wird, kann es auch manchmal nach hinten losgehen. Aber oftmals ist es schön. (...). Wenn man nicht nüchtern ist, dann ist es manipuliert. Dann hat man diese Sexgeschichte als einen Trieb irgendwo manipuliert ... mit der Ausdauer oder mit dem Phantasievolleren".*

Auf die Frage, ob Adam den Sex berauscht bevorzugen würde, antwortet er mit einem eindeutigen *„Ja"*. Daher möchte er diese Erfahrung auch *„gerne"* wiederholen. Allerdings macht er die Einschränkung, daß sich seine Partnerin auf jeden Fall ebenfalls in einem Rauschzustand befinden muß: *„Wenn sie nicht berauscht ist, dann ist das eine einseitige Geschichte, und dann finde ich das nicht gut".*

Stefanie

Sie hat sexuelle Erfahrungen auf *„Alkohol, auf Trip (...), und bekifft war ich auch mal. Das hat aber nicht lange gedauert. Da bin ich fast eingeschlafen bei".* Als ich Stefanie frage, ob sie die Drogen bewußt eingesetzt hat, gibt sie mir zur Antwort: *„Mit*

Alkohol ist das häufig so ... wenn ich denke, (...) ich will jetzt Sex haben, heute brauch' ich mal einen Mann, dann trinke ich mir vorher Mut an, und nehm' mir einen mit nach Hause. Das ist dann so ein typischer One-Night-Stand.
Beim Trip war das so ein 'Urlaubsding'. Da wußte der arme Grieche nicht, daß wir Mädels einen Trip 'gewuppt' hatten. Und das war voll anstrengend, weil ich wollte nicht eng umschlungen irgendwo liegen, sondern ich wollte eher 'rumhibbeln', irgendwo tanzen gehen. Deswegen war das oberanstrengend. Aber das würde ich nicht bewußt nennen".
Da Stefanie den Alkohol bewußt einsetzt, um einen One-Night-Stand -d.h. eine sexuelle Beziehung zumeist mit einem Unbekannten für eine Nacht- zu haben, hinterfrage ich die Beweggründe, die zu ihrer Handlung führen: „*Ich besauf mich, wenn ich im Endeffekt denke, ich will jetzt Sex haben mit irgendjemandem, den ich nicht kenne, um den Mut zu haben, jemanden anzusprechen. Oder um einfach die Hemmungen zu verlieren und soweit zu gehen. Ich habe noch nie einen One-Night-Stand gehabt, ohne daß Alkohol mit im Spiel war. Es geht darum, die Hemmungen fallen zu lassen, und zu sagen: So, komm jetzt Kerl, wir gehen jetzt heim!*
Das ist jetzt schon besser geworden. Meine schlimme Phase war mit 18. Jetzt habe ich schon meine Skrupel. Nicht jeden, den ich mit nach Hause nehme, mit dem habe ich Sex mittlerweile, weil ich doch irgendwann denke: Was soll der Scheiß, am nächsten Tag ärgerst du dich dann nur. Oder: Was hast du jetzt schon wieder gemacht. Und das wird dann wieder voll anstrengend, vor allen Dingen, wenn der Mensch dann noch in Bremen wohnt. Also im Urlaub hab' ich da kein Problem damit. Nur wenn sie dann im Endeffekt ein Wohnblock weiter wohnen oder sowas".
Der Partner, mit welchem sie jeweils Sex hatte, war „*meistens, aber nicht immer berauscht*". Aufgrund der Tatsache, daß es sich bei Stefanie zumeist um One-Night-Stands handelte, kann sie allerdings kaum eindeutige Angaben machen. „*Meistens waren sie (...) auch eben dann betrunken. Aber ansonsten weiß ich nicht. Das möchte ich nicht (...) festlegen".*
Ihre Erfahrungen bezüglich Drogen und Sex differieren je nach Art der Drogen. „*Auf Trip fand ich fürchterlich. Vielleicht auch nur, weil der Typ nicht auf Trip war. Dann hätte es vielleicht ganz lustig werden können. Aber so haben wir auch völlig aneinander vorbeigeredet".*

Auf Haschisch bezogen gibt sie an, daß der Sex unter der Wirkung dieser Droge „*einschläfernd*" war. Sie hatte eher das Verlangen nach „*Fernsehgucken*". „*Bei Alkohol ist das unterschiedlich. Ich hab' da zum Teil schon besseren Sex gehabt, als mit besten Freunden. Mit One-Night-Stands besseren Sex, das ist mir schon dreimal passiert. Aber dann gab es auch schon ganz häufig voll das Disaster. Obwohl, voll das Disaster möchte ich gar nicht sagen. So richtig daneben ging das eigentlich nie*".
Abgesehen davon würde Stefanie ihre Erlebnisse positiv bewerten, mit der Begründung, daß sie es „*sonst (...) ja nicht immer wieder machen*" würde. Weitere Adjektive zur Beurteilung ihrer Erfahrungen fallen ihr spontan nicht ein.
Auch Stefanie stellt fest, daß hohe Mengen einer Droge sich in manchen Fällen negativ auf die erotischen Situationen auswirkt. Allerdings unterscheidet sie diese Situationen zwischen festem Freund und einem One-Night-Stand mit einem unbekannten Mann. „*Ich finde (...) bei ganz fremden Leuten, die ich wirklich das erste Mal gesehen hab', und dann mit nach Hause genommen habe (...), da ist es besser, wenn man richtig breit ist, finde ich, weil dann läßt man sich doch noch mehr fallen. (...) Im Endeffekt ist das ja wirklich ein ganz superfremder Mensch vor dir, unter dir, über dir. Aber zuviel Alkohol ist sonst (...) schon Scheiße. Manchmal hab' ich mich auch schon geärgert. Also gerade, wenn ich einen festen Freund hatte, und wir zusammen in der Kneipe waren, und wir beide angetrunken waren, hat es mich total genervt*".
Stefanie zieht für sich auch einen Vorteil daraus, wenn sie sehr viel Alkohol konsumiert und im Anschluß daran Sex hat. „*Also wenn man breit Sex hatte ... danach hat man keinen Kater. (...). Danach schläft man (...) irgendwann ein, aber ich wach nicht mit einem dicken Schädel auf, und mir ist nicht schlecht. Mir geht's gut. Das ist mir auf jeden Fall aufgefallen. Ich sag' mir dann: Meine Güte, Stefanie, raff dich auf, wenn du total breit bist, hab' noch mal Sex, dann hast du am nächsten Tag keinen Schädel!*".
Ob, und inwieweit sich das Sexualverhalten von Stefanie aufgrund der Erlebnisse verändert hat, kann sie nicht erkunden, da sie vor dem Beginn ihres Drogenkonsums keinen Sex hatte. „*Ich habe angefangen mit Alkoholtrinken, als ich 14 war. Und mit 15 hatte ich das erste Mal Sex. Ich kann mir nicht vorstellen, nüchtern One-Night-Stands zu haben. (...). One-Night-Stands*

mit fremden, oder halbwegs fremden Leuten (...), das geht mir ja nicht ans Gefühl. Es geht um das rein Körperliche. Das hat nichts mit Gefühl zu tun. Im Endeffekt finde ich auch immer, daß das beim One-Night-Stand so ist, daß jeder versucht, das meiste da rauszuziehen. Das ist halt so. Und bei 'ner festen Freundschaft stellt man sich schon auf den anderen mehr ein". Dieser Aussage läßt sich entnehmen, daß sie auch nüchtern sexuelle Kontakte pflegt. Allerdings handelt es sich im Zuge dessen um Sex mit einem festen Partner.

In der Zeit, in welcher Stefanie einen festen Freund hatte, hat sie Erfahrungen sammeln können, durch die sie zwischen nüchternen und berauschten Sex unterscheiden kann. *„Ich fand da eigentlich nicht so große Unterschiede. Höchstens, daß es mich genervt hat, wenn wir zu breit waren. So leicht 'einen im Kahn haben', das war nicht schlimm. Aber wenn wir beide zu breit waren, das hat mich (...) schon genervt bei einem festen Freund"*. Stefanie gelangt zu der Schlußfolgerung, daß sie den Sex im Rauschzustand bezüglich One-Night-Stands bevorzugen würde. *„Ansonsten kommt es drauf an. Ich glaube, ich habe schon gerne Sex, wenn Alkohol mit im Spiel ist. Das finde ich schon klasse"*.

Heike

Das Erlebnisspektrum von Heike in Bezug auf Drogen und Sex erstreckt sich über die Rauschmittel *„Alkohol, Hasch, Pilze, Trips und Koks"*. Bei ihr war es so, daß sie von der jeweiligen Droge berauscht war, und es im Zuge dessen zufällig zum Sex kam. Ihr Sexpartner befand sich „meistens" ebenfalls in einem Rauschzustand. *„Das kam auch meistens von der gleichen Droge, von anderen auch. Das hat es eigentlich beides gegeben"*.

Gefragt nach ihren Erfahrungen mit Alkohol und Erotik antwortet Heike ihrer persönlichen Eigenart folgend, ihre Antworten lediglich in ein bis zwei Sätze zu verpacken: *„Also das passierte mit dem Überraschungseffekt: Oh, was machen wir denn da?"*. Zur Erklärung des Überraschungseffektes fügt sie hinzu: *„Ja, daß das auch gar nicht so gedacht war. Fehltritt kann man eigentlich schon fast schreiben"*. Es handelte sich somit eher um den Versuch, Sex zu haben, da beide *„eindeutig"* zu betrunken waren.

Auf Haschisch bezogen hatte Heike „*Kuschelsex, lang und harmonisch*". Der Sex unter dem Rausch von Pilzen gestaltete sich „*eher lustig. (...). Das war (...) wie Kinder Doktor - Spielen*". Von weiteren Erfahrungen kann Heike bedauerlicherweise nicht berichten, da sie sich auch nach längerem Nachdenken nicht mehr an die Ereignisse erinnern kann. Es kommt ebenfalls erschwerend hinzu, daß sie es nicht vermag, zwischen Kokain und Speed zu differenzieren, da sie sich über die konsumierten Drogen nicht ganz schlüssig ist. Dennoch unterscheidet sie die Bewertung ihrer Erlebnisse im allgemeinen in feste Beziehung und einem einmaligen sexuellen Kontakt. Wenn sie einen Freund hat, ist „*das (...) eigentlich schon immer positiv*", wobei sie die Drogen nicht spezifiziert.

Auch Heike kann Veränderungen hinsichtlich der Drogenmenge benennen: „*Ein bißchen tut gut, und zuviel, dann geht gar nichts mehr*".

Als Unterschied zwischen nüchterner und durch Drogen stimulierter Erotik führt sie die „*Kontrolle oder die Nicht - Kontrolle*" an. Im nüchternen Zustand ist ihr die Möglichkeit gegeben, die Kontrolle über die Geschehnisse zu behalten. Verliert sie die Kontrolle durch die berauschende Wirkung der Drogen, so betrachtet Heike diesen Kontrollverlust als negativ. Allerdings bezieht sie die Negativität vorrangig auf fremde sexuelle Kontaktpersonen.

Aufgrund der verschwommenen Darstellung ihrer Erfahrungen bewertet sie den Sex ohne jeglichen Einfluß von Drogen „*genauso*" wie den berauschten Sex. „*Je nach Stimmung*" würde Heike die Erotik im Rauschzustand bevorzugen.

Rosenresi

Sex „*gab es mit Koks, mit Speed wahrscheinlich auch; auch beim Gras, (...) 'E' (Ecstasy) wahrscheinlich, Alkohol auf jeden Fall. Ich glaube, etwas anderes habe ich mir immer verkniffen, weil ich dann nicht wußte, wie ich da vielleicht darauf reagiere. Das war mir zu gefährlich*". Rosenresi hat die Drogen ihrer ersten Angabe zufolge nicht mit Bewußtheit eingesetzt, obgleich sie diese Behauptung durch ihre weiteren Aussagen selbst revi-

diert. *„Das ist zufällig gewesen. Ich meine, ich habe mich schon des öfteren betrunken, um dann Sex zu haben, weil ich das nicht vorher ausgehalten hätte. (...). Kiffen war auch schon so eine Art bewußt, daß ich dann schon gekifft habe, um nicht verkrampft zu sein".*
Sie erwartete von der drogeninduzierten Erotik, *„lockerer* (zu) *werden"*. Ihre Partner *„waren auch öfter berauscht"*, als sie selbst. Rosenresi nimmt an, daß diese *„von anderen Drogen"* in einen Rauschzustand versetzt wurden, kann es jedoch nicht mit Bestimmtheit sagen, sondern lediglich schätzen, weil sie die Personen nicht immer kennt, *„wenn man sich auf einer Party trifft usw."*.

Ihren Erfahrungsbericht beginnt sie mit der Droge Kokain: *„Beim Kokain fand ich das schon ziemlich geil. Regelmäßig muß ich das nicht haben. Selbst wenn ich kein Kokain nehme, und der Typ hat dann Kokain genommen, das finde ich dann ganz lustig ... daß das dann stundenlang dauert. Das Kiffen war immer so krampfig. Ich habe versucht, lockerer zu werden, das hat aber meistens nicht so geklappt. Aber es war zum Teil denn schon ganz nett"*. Auf meine Nachfrage, woraus die Tatsache resultiert, daß es nicht reibungslos ablief, begründet sie: *„Ja, weil ich das immer gedacht habe. Ich habe versucht, immer zu kiffen, ich habe aufgehört zu denken. Ich habe es aber auch nicht geschafft, mit dem Typen darüber zu reden"*.
Dem Erlebnis mit Pilzen und Erotik kann Rosenresi eine gute Seite abgewinnen. *„Bei dem Typen war das total toll. Das war einfach so ... (...) ich konnte mich so fallen lassen. Das fand ich total klasse. Da wurde herumgeknutscht, dann sind wir zu ihm gegangen. Dann hat er ganz komische Spiele (...) mit mir gespielt. Er hat immer die ganze Zeit versucht, daß ich aus mir herauskomme. Das war (...) schon ganz nett"*.
Auf den Alkohol bezogen, hat sie *„ganz unterschiedliche"* Erfahrungen gesammelt, die in ihrer Beschreibung zum Ausdruck kommen: *„Was ich dann immer ganz nett fand, war, daß wir Sex hatten, und dabei Wein getrunken haben, mal eine Pause gemacht haben ... einfach mal so ein bißchen am Wein schlürfen konnten. Das fand ich immer sehr nett, daß (...) dieses ganze Ding gemütlicher wurde. Da kann (...) so richtig etwas von werden. Wenn ich mich echt betrunken habe, und mit diesem Typen nicht klar kam, dann mit dem Sex hatte, das war dann*

natürlich nicht so berauschend. Das war Gefühle abtöten, oder die Gefühle nicht richtig hochkommen zu lassen. Manchmal reagiert man auch unbewußt".

Bei Rosenresi weist die Bewertung ihrer Sexerfahrungen mit Drogen einen positiven Charakter auf. *"So generell würde ich schon sagen, daß das denn schon netter ist. Wenn ich das nicht gut fand, daß das dann unbedingt mit den Drogen etwas zu tun hat, und dann ein anderes Ding war".* Ich hinterfrage ihre Aussage, woraufhin sie diese anhand eines Beispiels erläutert: *"Das mit dem einen hatte eine ganz blöde Geschichte. Er will mich nicht, er will mich doch! Ich habe das (...) monatelang mitgemacht. Irgendwann waren wir zusammen. Wir sind absolut nicht klargekommen. Wir hatten zweimal Sex in dieser Zeit. Jedesmal habe ich mich wahnsinnig vorher betrunken. Das meinte ich (...) damit, (...) daß die Droge dann in dem Sinne nicht so wichtig ist, weil ich kopfmäßig ganz etwas anderes habe, daß das (...) gar nicht so anschlägt".* Desweiteren benutzt sie für die Beschreibung ihrer Erlebnisse Begrifflichkeiten wie *"abgefahren, lustig (und) anstrengend".*

Auch bei Rosenresi hat die Dosierung der Drogen erheblichen Einfluß auf die erotischen Momente. *"Nach fünf, sechs Tüten* (Haschzigaretten) (habe) *ich dann total den Kopf verloren, so möglicherweise, daß ich das denn nicht so toll finde. (...). Ich denke, wenn ich mal nur so eine Tüte rauche, dann bin ich aufgekratzt. Wenn ich sechs Tüten rauche, dann bin ich irgendwie auch ein bißchen relaxter. (...). Beim Alkohol ist das auch so; wenn ich gemütlich einen Wein zum Sex trinke, oder ob ich total besoffen bin".*

Rosenresi empfindet für sich den übermäßigen Konsum einer Droge als hinderlichen Faktor beim Sex. So stellt sie heraus: *"Es ist schon z.T. schöner, wenn beide nüchtern sind. Ja, wenn da so eine Leidenschaft entsteht, und da nicht so ein Breitfilm irgendwie passiert. (...). Also leicht bekifft zu sein, das kann (...) schon schön sein. (...), wenn das so ein längeres Ding* (Beziehung) *ist - da ist so eine Vertrautheit. Wenn beide vorher geraucht haben, so ein bißchen zusammen lachen, miteinander schlafen, danach noch (...) ein bißchen reden, das ist total nett. Das ist so eine leichte Enthemmtheit".*

Als ich sie frage, ob sich ihr Sexleben unter den Umständen der Erfahrungen mit Drogen und Sex eventuell geändert, oder ob

sie ihre erotischen Verhaltensweisen beibehalten hat, gibt sie zur Antwort: *„Das hat, glaube ich, nicht so viel mit Drogen zu tun. (...). Unter dem Aspekt, daß ich vielleicht betrunkener, angekiffter (...) offener war für sexuelle Erfahrungen. Da hat sich mein sexuelles Verhalten natürlich verändert, weil ich auch mehr Erfahrungen habe. (...). Was mir gefällt, daß ich ein bißchen mehr zu mir gefunden habe dadurch. Vielleicht auch irgendwie Anregungen bekommen habe -durch die betreffenden Männerwas man alles so machen kann".*
Insofern spielen Drogen für Rosenresi doch eine Rolle, da sie die Auffassung vertritt, die Erfahrungen ohne die Mitwirkung von Drogen infolge mangelnder Offenheit nicht unbedingt gemacht zu haben. *„Seit ich 20 Jahre bin, habe ich sowieso angefangen, Drogen auszuprobieren. Letztes Jahr hat sich das dann auch mit dem Sex vermischt, daß ich da (...) auch freier geworden bin. (...). Möglicherweise, wenn ich nüchtern gewesen wäre, wäre ich vielleicht auch nicht offen gewesen für einen One-Night-Stand".*
An ein erotisches Erlebnis, bei welchem sie nüchtern war, kann sie sich nicht genau erinnern. *„Ich habe gerade eine Beziehung gehabt. Wir haben auch sehr regelmäßig Sex gehabt. Wir haben aber regelmäßig gekifft oder getrunken. Ich denke aber, daß wir dann auch mal nüchtern Sex hatten, aber daß ich dieses Erlebnis im Kopf behalten habe ...".*
Nach ihren Erfahrungen, welche sie in erster Linie mit schönen und bereichernden Komponenten in Verbindung bringt, würde Rosenresi den Sex unter der Stimulanz von Drogen bevorzugen. Zudem würde sie *„das auf jeden Fall wiederholen. Ich finde Drogen beim Sex echt klasse, da bin ich mir sicher".*

Sven

Sven gibt an, *„auf allen genannten"* Drogen, welche er jemals konsumiert hat, sexuelle Kontakte gepflegt zu haben. Er erwähnt ein Erlebnis, bei welchem er *„während des Sexes (...) gekokst"* hat. *„Aber ansonsten hat sich das eher zufällig ergeben".*
Seine Erwartungshaltung schildert er wie folgt: *„Daß man vielleicht längeren Sex haben kann, denn es geht eben ausgiebiger. Deswegen kann das auch noch gesteigert werden, daß das*

Darüber - Nachdenken noch gekanzelt wird, daß du dir da nicht so viele Gedanken darüber machst, ob das nun eine Beziehung wird oder nicht. Das sind solche Sachen, daß man (...) völlig unverkrampft daran geht, daß man da völlig frei im Kopf ist, einfach (...) nur Sex im Kopf hat. Hinzu kommt noch, ich habe nur Sex auf Drogen gehabt, wenn das Vertrauen zu der Partnerin auch vollkommen da war, wenn man sich auf jeden Fall länger kennt". Eine feste Freundin ist für Sven somit unbedingtes Muß für eine erotische Erfahrung unter der Rauschwirkung von Drogen. Seine Partnerin war allerdings *„nicht immer, aber meistens"* ebenfalls berauscht. Jedoch nicht zwangsläufig von der gleichen Substanz. *„Bei einer weiß ich, daß es von einer anderen* (Droge) *war. Aber im allgemeinen schon die gleiche. Ich wußte nicht, daß sie überhaupt etwas nimmt. Da ist es mir im nachhinein klar geworden, daß sie (...) in den Situationen, wo ich mich gewundert habe, doch Drogen genommen hat, ohne mein Wissen. (...). Das ist in der Beziehung gewesen".*

Sven legt eine wunderbar ausführliche Art der individuellen Beschreibung an den Tag. Eine Art, wie ich sie bei meinen anderen InterviewpartnerInnen selten kennenlernte. Er ist außergewöhnlich offen, und keineswegs zurückhaltend. Mit dieser Intensität beginnt er die Ausführung seiner Erfahrungen: *„Also, ich kiffe sowieso jeden Tag. Von daher kann ich das nicht so gut auseinander halten. (...). Es ist (...) so, wenn ich bekokst war, dann war ich auch immer bekifft, weil die Drogen immer im Zusammenhang mit dem Haschisch waren. (...). Was ich für Erfahrungen gemacht habe? Das sind die Erwartungen, die ich an das Kokain im Zusammenhang mit Sex hatte. Wenn man nicht gerade irgendwelche Sachen hatte, die einen schlimm beeinträchtigt haben, daß die* (Erwartungen) *sonst schon zugetroffen haben (...).*

Haschisch ist für mich persönlich nicht so zutreffend, aber mehr für meine Partnerin geeignet. Mir ist aufgefallen, daß sie sich irgendwie noch mehr gehen lassen konnte, wenn sie das Haschisch verträgt. (...) . Das ist stimulierend mit Haschisch. Bei dem Kokain denke ich das auch, bei dem Ecstasy ebenfalls. Und Erfahrungen bei Speed habe ich gemacht, daß das Geschlechtsteil doch arg an Größe verliert, und es da auch so eine Zeit dauert, bis das (...) alles so funktioniert". Auch LSD scheint für Sven kein geeignetes Mittel zum Sex zu sein: *„Ein Coitus inter-*

ruptus war das nicht, ein Abbruch vielleicht. Es funktoniert nicht so richtig. Manchmal, wenn man einen gut eingespielten Partner hat, nichts irgendwie unerwartet passiert, dann kann das funktionieren. Aber im allgemeinen würde ich davon abraten. (...) Es paßt nicht zusammen. Das ist nicht kompatibel. Vielleicht für andere schon, für mich nicht. (...). Ich denke, das liegt an der extrem stark halluzinogenen Wirkung, an der Bewußtseinsspaltung. Man kann einfach nicht bei der Sache bleiben. Das Interesse fehlt, und wandert andauernd im Kreis, und sitzt mal hier und mal da. Dann denke ich: oh, ich habe gerade Sex gehabt, und gucke dann den Fleck an der Wand an".

Sven bewertet die drogeninduzierte Erotik weder als positiv, noch als negativ. Seine Beurteilungskriterien beziehen sich primär auf das sexuelle Erleben per se, nicht aber auf den Einfluß, welchen Drogen darauf ausüben. *„Da kann ich nur sagen, daß der Sex entweder gut ist, oder er ist es nicht. Man ist meist unabhängig von den Drogen. Wobei natürlich, wenn sich eine Droge negativ auswirkt, und (...) zu dem Zweck, wo sie eingesetzt wurde, eine ganz andere Auswirkung hat, dann kann das natürlich auch dazu kommen, daß durch die Droge der Sex beeinträchtigt wird. Ja gut, bei dem Koks und solche Sachen, da kann das auch passieren, daß die Empfindungen ein bißchen gesteigert werden. Aber davon könnte ich das nicht abhängig machen, ob der Sex gut ist oder nicht. Das ist bekokster Sex. Das ist an sich vielleicht, wenn man darauf steht, eine gute Sache, der Sex als solches. Ich würde nie (...) sagen, der bekokste Sex ist generell besser als Sex. Der ist anders, aber nicht besser. Einfach ein bißchen kühler und sexbezogener, und man entfernt sich vielleicht ein bißchen von der Liebe. So für meine Definition, da gehört das schon irgendwie zusammen. Und wenn man bekokst ist, dann ist die Liebe ein bißchen weiter weg. (...).*
Viele Leute können reinen körperlichen Sex haben. Irgendwie können sie auch unterscheiden, ob sie jemanden lieben, ob das nun Sex mit Liebe ist, (oder) ob das rein körperlicher Sex ist, wobei viele dann sagen, daß der körperliche Sex meistens noch besser ist. Das trifft für mich nicht zu. Das empfinde ich nicht so. Ich muß nicht unbedingt, um guten Sex zu haben, mit einer Frau schlafen".
Nach Adjektiven gefragt, welche Sven spontan in Verbindung mit den Erlebnissen in den Kopf kommen, nennt er „*geil*".

„Das ist schon in dem Zusammenhang mit dem, was ich schon gesagt habe, daß geiler Sex nicht unbedingt gleich guter Sex sein muß, oder besserer Sex".

Sven äußert sich - im Einklang mit den Aussagen der anderen InterviewpartnerInnen - negativ zu der Konstellation von Sex mit einer hohen Drogendosis: *„Wenn ich so richtig viel Speed gezogen habe, dann ist kaum noch Sex möglich. Das ist bei dem Alkohol ebenso der Fall. Bei dem Alkohol ist mir das so aufgefallen in der pubertären Phase, wo man das des öfteren mal übertrieben hat, und auch sehr viel getrunken hat, daß man kotzen gehen mußte, und es einem denn auch bewußt geworden ist, wenn ich jetzt noch mehr davon trinke, dann wird mir übel. (...). Da habe ich das schon erlebt, wenn ich in die Situation komme, dann brauche ich nicht unbedingt mit jemandem zu schlafen. Aber irgendwie (...) Sex (...) mit jemandem zu haben, sei es petting, oder so Herummachen, wenn ich soviel Alkohol getrunken habe, und mir sicher war, ich muß kotzen, daß mich das davon abgebracht hat, daß ich da nicht mehr kotzen mußte".*

Direkte Differenzierungen zwischen nüchternen und stimulierten Sex bezieht er auf die Auswirkungen der spezifischen Drogen auf die erotische Erlebniswelt, welche er durch seine Erzählungen dargestellt hat. Bei seinem Sexualverhalten *„hat sich sicherlich etwas geändert, seitdem ich fünfzehn oder sechszehn Jahre bin. Aber das hat, glaube ich, nichts mit Drogen zu tun. (...). Es kommt auf die Beziehung mit dem Partner, also längere Beziehungen mit einem Partner an. Das ist auf das Sexualleben bezogen".*

Sven würde den Sex unter der Einwirkung von Drogen nicht unbedingt bevorzugen. *„Es kommt wirklich (...) auf die Situation an, und auch auf die Partnerin. Davon ist das alles abhängig. Also absolut unabhängig von den Drogen, weil das letztendlich auch davon abhängt, wie sich die Drogen auswirken. Wenn sowieso Probleme da sind, dann geht man vielleicht nochmal miteinander ins Bett. Aber dann würde ich nicht bekokst ins Bett gehen, weil das ein zusätzlicher Faktor ist, der sich irgendwie negativ auswirken könnte".* Er integriert in starkem Maße seine momentane Gefühlslage in die Entscheidung zum berauschten Sex. Ein weiterer Entscheidungsfaktor wird durch seine persönlichen Ambitionen, welche er an die betreffende Partnerin stellt, gebildet. *„Stell dir das vor: Du* *lernst eine Frau kennen, du findest sie unheimlich nett, möchtest (...) vielleicht längerfristig mit ihr Kontakt haben, und das nicht irgendwie kaputt machen, durch irgendeine blöde Scheißaktion. Dann sitzt du zuhause, dann kommt ein Kumpel vorbei, lädt dich zum Koksen ein, du knallst dir das Zeug rein, du bist supertoll bekokst, dann kommt diese Frau vorbei. Ihr unterhaltet euch noch nett, und es kommt die Situation, daß ich vielleicht mit der ins Bett möchte. Dann würde ich auch versuchen, das zu vermeiden. Wenn ich nicht irgendwie wüßte, die Frau ist auch bekokst, (...), dann ist das unabhängig davon. (...). Aber ansonsten würde ich das schon vermeiden, und dann auch sagen, ich bin irgendwie breit, (...), ich möchte das nicht so. Wenn es (...) das erste Mal ist, dann würde ich das schon finden".*

Vanessa

Sie hat *„auf allen"* Drogen, welche sie gebraucht(e), Sex gehabt (Haschisch, Kokain, Alkohol, „Herbal-Ecstasy", Pilze, Acid und Ecstasy). Zum Einsatz dieser Drogen beim Sex kam es *„eher zufällig"*. Ihr Partner hat sich *„im allgemeinen von den gleichen Drogen"* berauscht.

Vanessa ist meine einzige Gesprächspartnerin, die in ihrem Erfahrungsbericht über Drogen und Erotik die Vokabel **aphrodisierend** anführt: *„Haschisch und Koks, Acid und Pilze, die sind alle aphrodisierend. Sie regen die Sinne an, (...) selbst Alkohol. Aber andererseits machen eben Alkohol und auch Kokain in gewisser Weise ja auch stumpf. Bei dem Kokain ist das noch ein bißchen anders als beim Alkohol. Also Alkohol macht (...) noch stumpfer, aber andererseits wirkt er ja auch befreiend und enthemmend, deswegen auch wiederum aphrodisierend. (...) Kokain regt natürlich teilweise eben tatsächlich die sinliche Wahrnehmung erst einmal an, macht auch ein bißchen spitz, führt aber (...) auch dazu, daß man nicht so richtig ... Man ist zwar tierisch geil, aber es knallt irgendwie nachher nicht so richtig. (...). Ich finde, wenn die Männer extrem bekokst sind, dann ist das auch manchmal anstrengend, weil sie irgendwann anstrengend werden"*. In dem erotischen Zusammenspiel mit Drogen empfindet sie *„teilweise eine gesteigerte Lust, einfach eine triebhaftere Lust, gerade bei Koks. Bei Pilzen sehr, sehr liebevoll, aber (...) auch meistens viel später, erst am Ende des 'Turns', daß man dann auch sensitiven Sex hat"*.

Abgesehen von der bekundeten Erfahrung, daß der männliche Teil bei der sexuellen Zusammenkunft ab einem bestimmten Zeitpunkt anstrengend wird, betrachtet Vanessa den durch Drogen stimulierten Geschlechtsverkehr „*doch eher positiv*". Auch bei ihr kristallisiert sich die Negativbewertung einer zu hohen Drogenmenge heraus: „*Eine Nase* (Kokain) *ist oft tatsächlich ein bißchen anregend, aber oft auch erst einmal ein bißchen entspannend, finde ich. Wenn du dann nicht weiter ziehst, dann ist das auch okay. Gerade wenn du (...) Alkohol trinkst, dann ist das okay. Wenn du aber weiter ziehst, dann kommst du aber irgendwann zu dem Punkt, dann willst du mehr. Dann bleibst du irgendwie unbefriedigt. (...). Bei zuvielem Gebrauch wird man nervös, unbefriedigt und unruhig. (...). Sex ist eigentlich das einzige, was einem denn überhaupt noch Befriedigung verschaffen kann*".

Der Unterschied zwischen dem nüchternen und dem berauschten Sex ergibt sich für Vanessa aus der Tatsache, daß sie „*nüchtern (...) doch meistens ein intensiveres Gefühl, und von daher einfach anders motivierten Sex*" erlebt. Ihre sexuellen Verhaltensweisen haben sich im Zuge der Erfahrungen nicht geändert. Die Erotik war im Anschluß an die Erlebnisse „*ganz normal*".

Hinsichtlich der Tatsache, daß der drogeninduzierte Sex für sie ein „*anders motivierter Sex*" ist, würde sie den berauschten Sex „*nicht unbedingt*" bevorzugen. Sie erläutert ihre Einschränkung mit den Worten: „*Ich meine, bei One-Night-Stands ... da weiß ich nicht, ob mir die passieren würden, wenn ich nicht berauscht (...) und nicht geil (...) wäre, was den Sex dann nicht schlechter macht. Das ist okay. Nur das Sich-gehen-lassen-können, sich auf die Nähe einlassen können, und zwar mit fremden Menschen, das ist dann (...) schwieriger*". Auf meine Frage, ob Vanessa es wiederholen würde, unter der Rauschwirkung von Drogen sexuellen Kontakt zu haben, antwortet sie eindeutig mit: „*Ja, klar*".

Resümee

Die Arbeitsinstanzen der vorliegenden Interviewreihe, welche in der Planung, Durchführung und Auswertung der Interviews zum Ausdruck kommen, verlangen letzten Endes eine zufriedenstellende Formulierung der Ergebnisse, die ich anhand der gewonnenen Daten darstellen werde.

Das erste Ergebnis beantwortet die Frage, ob der Gebrauch von Drogen als Aphrodisiaka tatsächlich eine **bewußt** vollzogene Handlung wiederspiegelt. Aus den Interviews läßt sich eindeutig ableiten, daß sämtliche Drogen aphrodisische Wirkungen entfalten können. Nachdem meine InterviewpartnerInnen die erotisierende Wirkung der Rauschmittel zumeist zufällig (oder auf Empfehlung von FreundInnen) kennenlernten, setzten sie diese -aufgrund ihrer Erfahrungen- in ihrer Sexualität bewußt auch als Aphrodisiaka ein. Somit werden Drogen nicht ausschließlich zur Berauschung genossen, sondern dienen der Erweiterung des sexuellen Erfahrungsspektrums. Dabei richtet sich das **Set** und **Setting** des Gebrauchs von Aphrodisiaka nach den spezifischen Drogenwirkungen. So wird beispielsweise Haschisch - entsprechend seiner entspannenden Wirkung - ebenfalls beim Sex in gemütlicher Atmosphäre und gelassener Gefühlsstimmung konsumiert. Wilde Sexerlebnisse werden hingegen mit der Kokainwirkung in Verbindung gebracht. Das Setting wird dabei auf die Umgebung des sexuellen Erlebnisses an sich beschränkt, und schließt ein weiterfassendes „Drumherum" aus, da einzig und allein der Geschlechtsverkehr im Mittelpunkt des Ereignisses steht.

Auch der traditionelle Alkohol sonnt sich - wie Haschisch - z.T. in einem entspannten Setting. Rosenresi beschreibt ein erotisches Setting mit Alkohol wie folgt: *„Was ich (...) immer ganz nett fand, war, daß wir Sex hatten, und dabei Wein getrunken haben, mal eine Pause gemacht haben, einfach so ein bißchen am Wein schlürfen konnten. Das fand ich immer sehr nett, daß (...) dieses ganze Ding gemütlicher wurde".* Ein anderes Set und Setting, das durch die Droge Alkohol geformt wird, beschreiben Vanessa, Stefanie und wiederum Rosenresi. Die drei Frauen lassen sich gerne auf einen One-Night-Stand ein. Der Alkohol dient dabei als hemmungslösendes Mittel zum Zweck des vorab in Absicht gestellten Geschlechtsaktes. Der Alkoholrausch bewirkt die notwendige Leichtigkeit, um an die potentielle sexuelle Kontaktperson ohne hinderliche Hemmungen heranzutreten. *„Ich besauf' mich, wenn ich (...) jetzt Sex haben will mit irgendjemand, den ich nicht kenne, um den*

Mut zu haben, jemanden anzusprechen. Oder um einfach die Hemmungen zu verlieren, und soweit zu gehen. Ich habe noch nie einen One-Night-Stand gehabt, ohne daß Alkohol mit im Spiel war" (Stefanie). In diesen Kontext gliedert sich auch Rosenresi mit ein, wenn sie sagt: *„Ich habe mich schon des öfteren betrunken, um dann Sex zu haben"*. Zudem stellt Vanessa offenkundig dar: *„Bei One-Night-Stands, da weiß ich nicht, ob mir die passieren würden, wenn ich nicht berauscht (...) und nicht geil gewesen wäre"*. Dabei vollzieht es sich keinesfalls so, daß diese Frauen sich im Rauschzustand mit einem Mann einlassen, und später aufgrund dessen vielleicht ein Gefühl der Reue empfinden. Da sie einen One-Night-Stand vor dem Rausch planen, sind sie sich ihrer Absichten bewußt. Das Setting gestaltet sich größtenteils in der häuslichen Umgebung, oder in den entsprechenden Lokalitäten.

Jede/r der Befragten hat zumindest eine der Drogen, welche sie/er generell konsumiert, auch im erotischen Bereich eingesetzt, und somit als (mögliches) Aphrodisiakum verwendet. Allerdings herrscht keine einheitliche Übereinstimmung unter den InterviewpartnerInnen, welche die Deklaration einer spezifischen Substanz zum **ultimativen Aphrodisiakum** zuläßt. Als zweiten Ergebnispunkt ist von daher festzuhalten, daß offensichtlich keine Droge existiert, die für alle Befragten in gleichem Maße von stimulierender oder erotisierender Bedeutung ist. Aus den Gesprächen geht deutlich hervor, daß diese Tatsache auf die Differenz der persönlichen Erwartungshaltungen (Set), und auf die unterschiedlichen physischen und psychischen Reaktionen der Individuen auf eine Droge zurückzuführen ist. Manche Personen erwarten von einem guten Aphrodisiakum tatsächlich lediglich eine „spröde" Steigerung der Leistungsfähigkeit ihrer Genitalien, was andere wiederum in eine ungewollte sexuelle Bedrängnis versetzt. Der Bedarf an sexueller Leistungssteigerung wird in erster Linie durch die Wirkung des Kokains gedeckt. In diesem Sinne schreibt Alfred Springer in *„Kokain - Mythos und Realität - Eine kritisch dokumentierte Anthologie"* (das Buch wird übrigens von guten historischen Recherchen begleitet), daß *„von allen bekannten Rausch- und Genußmitteln (...) Kokain am klarsten als Aphrodisiakum identifiziert"*[1] wird.

Kokain bewirkt eine *„bessere Steuerung des Orgasmus'"* (Karl), *„mehr Ausdauer"* (Adam), *„geileren Sex"* (Rosenresi), *„leidenschaftlicheren Sex"* (Agnes), die Anregung der *„sinnlichen Wahrnehmung; gesteigerte Lust"* (Vanessa) und *„längeren, ausgiebigeren Sex"* (Sven). Kokain wirkt auf das erotische Erleben *„stimulierend"* (Sven), *„intensivierend"* (Siegfried) und *„aphrodisierend"* (Vanessa). Dabei steht das rein körperliche Empfinden im Vordergrund der erotischen Ereignisse. Die sinnliche Gefühlswelt betritt dabei ein eher periphäres Feld. Aufgrund dessen fühlte sich z.b. Vanessa ein wenig überfordert, weil das Kokain sie und ihren Partner in die endlos scheinende Schleife der sexuellen Potenz beförderte. Der Verlauf des sexuellen Aktes wurde *„irgendwann anstrengend"* (Vanessa), da der ersehnte Orgasmus zumeist ausblieb. Der Kokainrausch löst eine sexuelle Erregbarkeit aus, die in den seltesten Fällen befriedigt werden, und im Zuge dessen zu Frustationen auf Seiten der Beteiligten führen kann. Diese Tatsache stellte ebenfalls der bekannte Louis Lewin 1927 in *„Phantastica"* fest, indem er der Kokainwirkung ein *„Sinken der Geschlechtsfunktionen bei gesteigerten erotischen Begierden, auch Wollustempfindungen"*[2] nachsagte.

Eine andere Erwartungshaltung - neben jener der Leistungssteigerung - strebt das Ziel der Sensibilisierung der erotischen Sinne, und der Verstärkung des Feingefühls bei der geschlechtlichen Vereinigung an. Zu diesem Zweck hat sich vorrangig die Droge Haschisch als sinnbringend herausgestellt. *„Intensiveres, zärtlicheres Erleben"* (Karl), *„phantasievolleren Sex"* (Adam/Siegfried) und *„Kuschelsex"* (Heike) sind die Folgen des Einflusses von Haschisch auf die Erotik. Begrifflichkeiten wie *„stimulierend"* (Sven), *„aphrodisierend"* (Vanessa) und *„lang und harmonisch"* (Heike) untermalen die erotische Sinnlichkeit, welche sich aus dem Haschischrausch ergibt. Lediglich Stefanie erwähnt eine negative Komponente wie *„einschläfernd"*, um ihr Erlebnis zu beschreiben.

Jack Margolis und Richard Clorfene gaben 1979 *„Der Grassgarten - das offizielle Handbuch für Marihuanafreunde"* heraus. In diesem handeln sie in schöner Umgangssprache sämtliche Aspekte rund um das Haschischkraut ab, und nehmen in einem Kapitel Bezug auf *„Grass als Aphrodisiakum"*. Sie beteuern - im Gegensatz zu Alfred Springer - *„daß Grass das beste und sicherste Aphrodisiakum der Welt ist, ganz* *gleich, ob du es einsetzt, um jemanden zu verführen, (...) oder (um) deinen Partner so lange wie möglich mit all deinen inneren Reichtümern, die das Grass aktiviert, zu beschenken"*³. Sie beschäftigen sich desweiteren mit der positiven Wirkung der Droge auf das Vorspiel, die Kontrolle beim Sex, den Orgasmus und die sexuelle Kreativität, und geben interessante Anleitungen, *„wie man Grass als Aphrodisiakum benutzt"*⁴.

Die differenten Postulate, welche in beiden Büchern angenommen werden, manifestieren zum einen Kokain, und zum anderen Haschisch als das ultimative Aphrodisiakum. Es zeigt sich, daß selbst bei ExpertInnen keine Einigung sichtbar wird, da m.E. die Bedeutungskraft der Individualitäten zu gewichtig ist, um eine eindeutige und allgemeingültige Aussage diesbezüglich treffen zu können. So, wie jede/r die Wahl für eine bestimmte Rauschdroge trifft, entscheidet sie/er sich für ein entsprechendes Mittel zur Erfüllung der erotischen Erwartungen und eigenen Wünsche.

Die Bewertung einer Droge als geeignetes Aphrodisiakum obliegt somit den jeweiligen Ansprüchen der KonsumentInnen. Zur Verdeutlichung dieser Aussage möchte ich die halluzinogenen Drogen wie Pilze und LSD hinzuziehen, welche sich ebenfalls für manche Befragte als wirksame Liebesmittel herausstellten. Für andere wiederum wären halluzinogene Rauschmittel keinesfalls als Aphrodisiaka geeignet. Zur Darstellung der positiven Seite fallen die Begriffe *„lustig"* (Heike), sich *„fallen lassen"* (Rosenresi) können, *„aphrodisierend, sehr liebevoll und sensitiver Sex"* (Vanessa). Eine Gesprächspartnerin bekundet ihre ablehnende Haltung mit *„fürcherlich"* (Stefanie), eventuell aus dem Grund, *„weil der Typ nicht auf Trip war"* (Stefanie). Sven beschreibt, daß er unter der Wirkung von LSD *„einfach nicht bei der Sache bleiben"* kann, weil *„das Interesse fehlt"* (Sven).

Punkt drei der Ergebnisformulierung zeichnet sich durch die Relevanz der **Drogenmenge** aus. Mit großer Einigkeit stellten alle InterviewpartnerInnen fest, daß die beabsichtigte Wirkung eines Mittels durch zu hohe Dosierungen zumeist ins Gegenteil umschlägt. Die Fähigkeit, das erotische Erlebnis mit seinen gesamten Vorzügen wahrzunehmen, oder gar zu genießen, weicht -im Zuge des drastischen Rauschzustands- einer wachsenden Introversion. Es scheint, als können sich die betreffenden Personen nicht auf den sexuellen Kontakt mit einem Menschen einlassen, da sie vielmehr mit sich selbst, und ihren eigenen Gedankengängen beschäftigt sind. Die Äußerungen *„nicht mehr bei der Sache sein"* (Adam), den Sex *„nicht richtig wahrnehmen"* (Adam) können, weil *„man lieber einfach so träumen oder Achterbahn-Fahren"* (Adam) will, verleihen der Tatsache ihren klärenden Ausdruck. Der folgende Satz von Heike spiegelt grundsätzlich das vorherrschende Meinungsbild wieder: *„Ein bißchen tut gut, und zuviel, dann geht gar nichts mehr"*. Diese Aussage, daß eine zu hohe Dosis für ein erotisches Zusammensein eher hinderlich, als förderlich ist, umschließt das gesamte Spektrum an Drogen*.

Als letztes Fazit möchte ich die Bedeutung der **Individualität** und der **Liebe** hinsichtlich der Verwendung von Aphrodisiaka herausstellen. Das ausschlaggebende Moment zum Einsatz von Drogen beim Sex wird von der Person selbst gebildet. Manche Befragte haben nur unter gewissen Umständen berauschten Sex. Der wichtigste Umstand erfordert eine Vertrauensbasis zur/zum PartnerIn, die primär Sven postuliert. Auf der anderen Seite vertreten Stefanie, Rosenresi und Vanessa den Standpunkt, daß gerade aufgrund fehlenden Vertrauens zu einer fremden Person, der Alkoholrausch ein unbedingtes Muß darstellt. Zudem besitzen einige Menschen die Fähigkeit, zwischen Liebe und purem Sex zu trennen. Wieder andere Menschen bestehen für sich auf das Zusammenspiel dieser beiden Teilkräfte - eine Trennung wäre für sie undenkbar. So unterschiedlich, wie Personen auf ein und dieselbe Droge reagieren, bewerten sie den Gebrauch von berauschenden Substanzen als Aphrodisiaka. Es scheint unumgänglich, die verschiedenen Gesichtspunkte, Meinungsbilder usw., die eine Persönlichkeit ausmachen, in diese Bewertung miteinzubeziehen.

Letztendlich bleibt festzuhalten, daß die Wirkung von Drogen aus „schlechtem" Sex kein einzigartig schönes Erlebnis

---

*Allerdings stellte sich heraus, daß ein übermäßiger Alkoholkonsum, bis hin zur Übelkeit, durch sexuelle Aktivitäten gemäßigt werden kann, sodaß sich zum einen das Übelkeitsgefühl einstellt, und am nächsten Morgen der unerwünschte „Kater" ausbleibt (vgl. hierzu Erfahrungen von Sven und Stefanie).

machen kann. Aphrodisisch wirkende Mittel dienen ausschließlich der Steigerung und Verschönerung der ohnehin schon positiven sexuellen Empfindungen. Dem erotischen Alltag für einen längeren Augenblick zu entfliehen, stellt für mich die Versinnbildlichung eines hervorragenden Aphrodisiakums dar, was durch die tatsächlichen Erfahrungen meiner InterviewpartnerInnen unterstrichen wird. Dabei wird der Rausch der Drogen zur Erweiterung der Variationsbreite sexuellen Erlebens genutzt. In diesem Zusammenhang spielt die Andersartigkeit der Empfindungen, und schließlich der Erfahrungen per se die entscheidende Rolle. Sexualität und Erotik von einer differenten, d.h. von einer berauschten Seite kennenzulernen, prägt den Ursprung des Gebrauchs von Drogen als Aphrodisiaka. Aufgrund der Erfahrungen ist das Sexleben z.B. für Agnes *„vielseitiger"* geworden. Jener Andersartigkeit der eigenen Gefühle und des Körpers bei der durch Drogen stimulierten Erotik zu begegnen, macht meiner Meinung nach die Faszination dieser Konstellation aus.

Anmerkungen

[1] Springer, A., 1989, S. 95
[2] Lewin, L., 1980, S. 116
[3] Margolis, J./Cloref8ne, R., 1979, S. 54
[4] Margolis, J./Clorefine, R., 1979, S. 59

VIII. Timothy Leary: Auf der Suche nach dem wahren Aphrodisiakum

„I want a new drug...
One that won't make me nervous, wonderin' what to do...
One that makes me feel like I feel when I'm with You."
Huey Lewis & the News

Schon in sehr jungen Jahren kam ich - nachdem ich den doch recht alltäglichen Trott in meinem Elternhaus mit den heldenhaften Abenteuern verglichen hatte, über die ich in diversen Büchern las - zu dem Schluß, daß ein gut gelebtes Leben notwendigerweise mit sich bringt, daß man die Dinge in Frage zu stellen hat. Das Abenteuer der GralsSuche nach legendären Zielen, die der Menschheit zur Rettung verhelfen.
In diesen jungen Jahren träumte ich davon, ein Krieger, ein Forscher, ein großartiger Wissenschaftler, ein Weiser zu sein.
Als Heranwachsender stand ich allerdings vor einer neuen, edlen Herausforderung: Sex.
Und hier traf ich auf ein großes, dauerhaft vorhaltendes Paradoxon des menschlichen Allgemeinbefindens (sagen wir mal, des männlichen Teils der Menschheit). Um es deutlicher zu machen: auch wenn Sex ganz offensichtlich für ein glückliches Leben wichtig war, so hatte ich doch keine wirklich vollkommene Kontrolle über meine Erektionen. Und dies ging anscheinend vielen anderen Männchen unserer Art genauso.
Zunächst einmal gab es ein Problem damit, daß die Erektionen dann kamen, wenn ich sie gar nicht gebrauchen konnte. Diese furchtbare Peinlichkeit der unerwartet aufsteigenden Erregung in ganz gewöhnlichen sozialen Situationen. Diese Unfähigkeit, einfach aufzustehen und irgendwo anders hinzulaufen - nur wegen dem Eigen-Sinnigen da unten.
Später dann die Nervosität beim „Abchecken was da eigentlich ist". Die wilde Aufregung beim Vorspiel. Aufknöpfen des Büstenhalters. Abstreifen des Höschens. Sich auf den Vordersitzen des Autos in eine günstige Position kuscheln. Oder würdest Du dem Rücksitz trauen? Der Reißverschluß. Das Aufziehen des Verhüterlis. Der heftige, stoßweise Atem. Die Ängste. Hörst du, wie da jemand kommt? Das Zusteuern auf die Pene-

tration. Hui! Was ist da gerade mit meinem Glied passiert? Ganz plötzlich wurde diese Wechselwirkung zwischen wollendem Geist und willigem Körper zu einer äußerst kritischen Angelegenheit. Und im stockpuritanischen Jahr 1936 gab es noch keinerlei Gebrauchsanweisung zu Pflege und Einsatz dieser ziemlich komplexen Gerätschaft.

Ich zog das Lexikon zu Rate und endteckte, daß es da etwas gab, das die sexuelle „Leistungsfähigkeit" steigerte, und das man Aphrosisiakum nannte. Ich rannte in die Bücherei und durchstöberte jedes Lexikon, das auftzutreiben war. Aber von Aphrodisiaka keine Spur. Wie seltsam, daß ein so wichtiges Thema derart ignoriert wurde.

Ach ja: schon wieder ein ungeklärter, mysteriöser Aspekt des Erwachsenenlebens. Lindbergh konnte den Atlantik überfliegen. Wir konnten jemanden zum Südpol schicken. Aber über den wichtigsten Teil unseres Körpers Kontrolle zu erlangen, war uns schlichtweg nicht möglich. Vielleicht war es das, was die Philosophen mit dem Geist/Körper-Problem gemeint hatten. Ich entschloß mich, all dies zum Zwecke künftiger Studien erstmal abzuspeichern.

Nachdem ich zunächst meinen Beitrag zu unserem Sieg im zweiten Weltkrieg geleistet und dann pflichtgemäß meine Reifeprüfung auf dem College abgelegt hatte, entschied ich mich dazu, Psychologe zu werden. Es schien sich dabei um den Schlüsselberuf überhaupt zu handeln. Wenn du erst einmal in der Lage wärest, dein eigenes Bewußtsein zu verstehen, klar zu denken und nicht von deinen Emotionen gepeinigt zu werden, dann würdest du wohl auch mit all den anderen Sachen im Leben fertig werden können.

Im Jahre 1950 war Sex schon kein Problem mehr. Ich hatte eine sichere Heimstatt in der Vorstadt gefunden, war verheiratet und - fruchtbar - domestiziert. Meine Erektionen standen in aufrechter Pflichterfüllung und ganz plangemäß parat, ebenso wie ich selbst im Büro.

DIE SUCHE NACH DEM ZAUBERTRANK GEHT IN HARVARD WEITER

Im magischen Jahr 1960 zog ich nach Cambridge, Massachusetts, um an der Harvard-Universität zu studieren. Meine sexuelle Situation hatte sich grundlegend geändert. Ich war ein

40jähriger Junggeselle und wieder einmal fand ich mich den erregenden Schauern, den Beben und Sturzbächen des Paarungstreibens ausgesetzt.

An diesem Punkt angelangt, fand ich, daß meine Sexualität - wie soll ich das erklären? - irgendwie ziemlich elitär und selektiv geworden war. Ich fühlte nicht mehr dieses unablässige, pulsierende Verlangen meiner Jugendjahre, jeden willigen warmen Körper in der Nachbarschaft unbedingt ficken zu müssen. Eine kurze Affäre konnte Lust oder Frust bedeuten - je nachdem was ich bei der betreffenden Frau fühlte und wie es um meine momentane emotionale Befindlichkeit, meinen Bewußtseinszustand und um die aktuelle Periode meiner Geilheit gerade bestellt war.

Weil ich mehr darüber herausfinden wollte, las ich jede Menge zum Thema und sprach mit meinen Freunden in den psychiatrischen, klinischen und individualtherapeutischen Abteilungen darüber. Ich zog daraus die Lehre, daß es sich bei der männlichen Sexualität keineswegs um eine automatisch ablaufende Macho-Szene handelt. Die erotische Reaktion der Männer erwies sich als eine äußerst komplexe und delikate Angelegenheit. Mehr als zwei Drittel der Männer über 35 gaben an, daß sie ihr Verlangen nicht vollständig unter Kontrolle hätten. Erwachsene Männer schienen genau denselben Zyklen, Perioden, Rhythmen und allerlei sensiblen Gefühlsregungen unterworfen zu sein, die für gewöhnlich dem „schwachen Geschlecht" zugeschrieben werden.

Wissenschaftlich operierende Beobachter waren sich dahingehend einig, daß es sich bei den meisten jener Zeitgenossen, die sich der „totalen Männlichkeit" rühmten, entweder ganz einfach um Lügner oder aber um abgestumpfte Primitivlinge handelte, denen jegliche Wahrnehmung für jene hauchzarten Komplikationen erotischer Wechselwirkungen völlig abging, denen unsere schnellebige, in ständigem Wandel befindliche postindustrielle und interaktive Zivilisation unterworfen ist.

Wir hatten es hier also mit einem recht interessanten sozialen Phänomen zu tun: von den Psychologen wurde damals, im Jahre 1960, ganz allgemein vorausgesetzt, daß ein Großteil der Konflikte, der Aggression, der Paranoia und des Sadismus, von denen die Gesellschaft heimgesucht wird, auf sexuelle Frustration zurückzuführen sei. Der erste, der in diese Richtung dachte, war Sigmund Freud, und Wilhelm Reich führte den

Gedanken zu einem logischen politischen Schluß: Sex bedeutet, voller Freude die Kontrolle aufzugeben, um Lust empfinden zu können. Und: je weniger Sex, desto größer der innere Zwang, Kontrolle auszuüben.
Nehmen wir zum Beispiel mal einen Kontrollfreak wie Edgar J. Hoover (früherer Chef des FBI, Anm. d. Übers.). Ein 70jähriges Mauerblümchen, das seine - dienstliche - Befriedigung aus den Dossiers bezog, die über das Sexleben rivalisierende Politiker angelegt wurden. Oder auch Richard Nixon, den niemand jemals irgendwelcher zarten erotischen Gefühle hätte bezichtigen können.
Und es war just in jenen Tagen, im Frühling des Jahres 1960, daß ich zu folgender Schlußfolgerung gelangte: gäbe es ein sicheres und zuverlässiges Aphrodisiakum, so würden sich viele der psychologischen und sozialen Probleme, mit denen sich unsere Art konfrontiert sieht, zum Besseren wenden.
Also begann ich, gemeinsam mit einem Team von Doktoranden auf die Bibliothek der Harvard Medical School zuzugreifen. Wir siebten Bibliographien und Journale auf Daten zu Drogen mit aphrodisischer Wirkung. Und es gab eine ganz enorme Menge von Literatur zur Geschichte dieses Themenkomplexes. So war das erstmalig erwähnte sexuelle Stimulans offenbar die Mandragorawurzel - zweimal in der Bibel aufgeführt. Kein Geringerer als Pythagoras riet zu ihrer Einnahme. Machiavell schrieb eine Komödie darüber.
Auch das Fleisch und die Organe gehörnter Tiere waren zu fast jedem beliebigen Zeitpunkt und Ort der Geschichte einschlägig in Gebrauch genommen worden. Virgil etwa erwähnte den Hippomanes, das Fleisch von der Stirn eines Fohlens, und im Europa des Mittelalters wurde der Penis von Hirschen, Stieren, Ochsen oder Ziegenböcken entsprechend verwertet.
Ambergris, ein Gel aus den Innereien des Walfisches, wurde von der königlichen Mätresse Madame Dubarry und dem unersättlichen James Boswell benutzt. Moschus stand bei den Suchern der Erotik schon immer hoch im Kurs.
Schalentiere, vor allem natürlich Austern und andere Muscheln. In Japan dient noch heute der Fugu, eine Art Kugelfisch, hoffnungsfreudigen LiebhaberInnen als Mittel der Wahl.
In sämtlichen überlieferten Texten herrscht dahingehend Übereinkunft, daß es sich bei den Fluginsekten der Gattung cantharides, der sogenannten „Spanischen Fliege", um ein „aufs

Sicherste und erschröcklich wirksames" Aphrodisiakum handelt. Eine Überdosis verursacht unerträglichen Juckreiz und Nervenirritationen im Genitalbereich.
Das Pflanzenreich ist im Laufe der Jahrhunderte immer wieder Opfer sexuell ambitionierter Plünderer geworden. Es gibt heutezutage einen Haufen Leute, die der festen Überzeugung sind, daß das Satyrion, ein mythisches Kraut, von dem die alten Griechen und Römer berichteten, in Wirklichkeit nichts weiter war als das gute alte Marihuana oder Haschisch.
Weiter wären da auch noch die Trüffel & Pilze. Das Yage aus Südamerika. Die Kawa-Kawa-Wurzel aus Ozeanien. Damiana. Das Gelée Royale und der Pollen, von emsigen Bienen gesammelt.
Und natürlich unser zeitgemäßer Tröster und Verbündete, die Kokapflanze. Präkolumbianische peruanische Töpferarbeiten zeigen pornographische Szenen auf Töpfen, die zur Herstellung des Nasenzuckerles aus den Anden verwendet wurden. Ist Kokain ein Aphrodisiakum? „Zuerst biste scharf, und dann kein Bedarf", so das einhellige Urteil der meisten aufgeklärten Forscher in diesem Bereich.
Casanova wiederum schrieb seine rekordverdächtigen Gelüste dem Verzehr von rohen Eiern zu.
Das starke, harte, stramm aufragende Horn des Rhinozeros beflügelt seit Jahrhunderten die Vorstellungskraft der Erektionshungrigen. Man zermahlt es zu Pulver und dann ißt man es oder zieht es die Nase hoch. Im Orient blättert man für zehn Gramm Nashornpulver heutzutage gut und gerne 700 Euro hin. In den Nobelrestaurants Hongkongs wird Ihnen - gegen einen erklecklichen Aufpreis, versteht sich - auf Wunsch ein bißchen Nashornpulver über Ihr Abendmahl gestreut.
Meine Nachforschungen in der Bibliothek der Harvard Medical School stellten also zumindest klar, daß ich nicht der einzige war, der sich für dieses Thema interessierte. Zu allen Zeiten waren intelligente, wohlhabende, ehrgeizige und auch einfach nur strunzgeile menschliche Wesen auf der immerwährenden Suche nach dem Gral der Alchemisten - dem wahren Aphrodisiakum.
Was hat nun die moderne Wissenschaft für einen Beitrag zu dieser edlen Suche leisten können? Keinen. Nichts Nada. Niete. Nicht genug damit, daß in der gegenwärtigen medizinischen Literatur so etwas wie ein erwiesenermaßen wirksames Aphro-

disakum gar nicht geführt wird - es wurde ganz offensichtlich auch keinerlei Forschungstätigkeit auf diesem hochwichtigen Gebiet unternommen.
Wie seltsam. Es gab da eine Medizin, die bei einer ganzen Menge medizinischer und psychologischer Probleme Abhilfe schaffen konnte, und gleichzeitig wurde der Schleier des Geheimnisses über die ganze Angelegenheit gezogen.
Als ich versuchte, mit meinen Freunden aus der medizinischen Fakultät darüber zu sprechen, machten sie dicht. Ein befreundeter Endokrinologe gab mir schließlich eine Erklärung. „Jetzt hör mal zu, Timothy, das Thema Aphrodisiaka ist tabu. Wenn irgendein Medizinwissenschaftler oder Physiologe hierzulande oder in der Sowjetunion hergehen und einen Antrag auf Bewilligung von Forschungsmitteln für diesen Bereich stellen würde, dann wäre seine Reputation am Arsch. Man hielte ihn für einen unseriösen Scharlatan."
„Aber es ist ein großartiges Forschungsfeld," protestierte ich. „Der erste Wissenschaftler, der ein wirksames Aphrodisiakum entdeckt, wird als Retter der Menschheit in die Geschichte eingehen und außerdem noch fett Geld verdienen."
„Gar keine Frage," meinte der Endokrinologe. „Wir alle wissen, daß ein auf diesen Forschungsbereich angesetztes Team hochqualifizierter Psychopharmakologen bereits nach dem ersten Jahr mit einem Aphrodisiakum auf den Markt kommen könnte. Das wird auch passieren. Irgendwannmal wird irgendjemand dafür den Nobelpreis bekommen und eine Milliarde Dollar an der Vermarktung verdienen. Aber wir befinden uns erst im Jahre 1960. Eisenhower ist Präsident, und Chruschtschow Premierminister. Und es gibt ein Überbevölkerungsproblem. Unsere Kultur ist noch nicht reif für eine Medizin, nach deren Einnahme der männliche Teil der Bevölkerung mit aus den Hosenschlitzen quellenden steifen Schwänzen herumrennt. Lieber Gott, wir bringen gerade mal einen wirksamen Impfstoff gegen die Kinderlähmung heraus. Schau in zwanzig Jahren nochmal vorbei - vielleicht haben wir dann eine nette kleine Spritze, mit der sich eine Erektion herbeizaubern läßt."
Es gab gar keinen Zweifel mehr. Hier stand ein soziales Tabu gegen die Idee, mittels einer Pille dem Mann zu einer ebenso beruhigenden wie sicheren Kontrolle über seine wertvolle Geschlechtsausstattung zu verhelfen. Ich konnte das einfach nicht verstehen. Wenn Ihr Auto sich dazu entschließt, nur dann

zu fahren, wenn es will, dann werden Sie es sofort in die Werkstatt bringen. Bewiese Ihr Fernseher ein eigenes Temperament und schaltete sich von selbst ab, dann würden Sie entsprechende Schritte unternehmen, die Sie wieder zum Herrn der Lage machten.

Dieser innere Widerstand gegen eine Verbesserung der eigenen Lebensumstände trat offen zutage, als ich auf eine Sex-Show im Hamburger Reeperbahnviertel mitgenommen wurde. Meine Gastgeber waren ein sehr welterfahrener Herausgeber des SPIEGEL (das deutsche TIME-Magazin) und ein bekannter Psychiater. Die Show faszinerte mich wirklich. Echtes Ficken auf der Bühne! Am meisten beeindruckte mich ein großgewachsener junger Schwede, der da mit seinem enormen Ständer herumsprang und zunächst eine feurige Rothaarige vögelte, die ihre Beine um ihn legte, dann eine schwüle Brünette, die ihn mit offenen Armen auf dem Sofa empfing und schließlich eine saftige Blondine beglückte, die ihm den wackelnden Hintern entgegenstreckte und sich dabei mit dem Kopf an der Wand abstützte.

Ganze zwanzig Minuten bumste dieser junge Akrobat in absoluter Selbstbeherrschung durch die Gegend - vor einem 200-köpfigen Publikum! Das sah ganz nach olympischem Gold aus!

„Der Kerl hat aber ein beeindruckendes Durchhaltevermögen," bemerkte ich zu meinen Gastgebern gewandt. Sie lachten spöttisch in ihrer etwas übersättigten und überheblichen Hamburger Art.

„Das ist aber nicht echt," sagte der Verleger. „Er hat irgend so eine Droge genommen."

Der Psychiater signalisierte mit einer verächtlichen Handbewegung seine Zustimmung.

Ich sprang auf. „Was für eine Droge?" rief ich. „Wie heißt sie denn? Wo kann man sie herbekommen?"

Keine Antwort von meinen deutschen Freunden. Sie konnten einfach nicht zugeben, daß sie selber daran interessiert gewesen wären.

DIE SEXUELL ANREGENDE WIRKUNG PSYCHEDELISCHER DROGEN

Im August 1960 lag ich in Mexiko unter dem Einfluß halluzinogener Pilze in einem Schwimmbecken und entdeckte die

Kraft der psychedelischen Drogen, das Gehirn neu zu programmieren.
Ich eilte nach Harvard zurück und rief das Psychedelische Forschungsprojekt ins Leben. Aldous Huxley, Alan Watts und Allen Ginsberg waren unsere Berater. Wir setzten dreißig der hellsten Köpfe unter den Nachwuchswissenschaftlern der Region an einen Tisch. Wir waren da an etwas dran, was das menschliche Wesen an sich verändern konnte. Wir fühlten uns ungefähr so wie Oppenheimer nach seinem ersten Bombentest in Almagordo - natürlich besser, denn die psychedelischen Drogen erlaubten es dem Betreffenden, die nuklearen Kräfte im eigenen Kopf freizusetzen.
Im Laufe der folgenden zwei Jahre wurden im Rahmen des Projektes, das unter der Bezeichnung Harvard Psychedelic Research firmierte, bei insgesamt 1000 Versuchspersonen untersucht, wie sie auf LSD reagierten.
Wir entdeckten, daß bei einer Sitzung mit psychedelischen Drogen Set und Setting eine maßgebliche Rolle spielten.
Unter Set verstehen wir den Ausgangszustand Ihres Bewußtseins, Ihre aktuelle psychische Verfassung. Seien Sie deshalb sehr vorsichtig mit den Erwartungen, die Sie an eine solche Sitzung stellen - denn diese werden sehr wahrscheinlich in Erfüllung gehen.
Das Setting ist die Umgebung. Wenn Ihre Umgebung Angst macht, dann werden auch Sie Angst haben - ist sie wunderschön, so werden Sie ziemlich sicher eine wunderschöne Erfahrung machen.
Unsere Sitzungen in Harvard waren auf Selbsterfahrung ausgelegt. Sie wurden in Gruppen abgehalten. Also wurde weder beim Set noch beim Setting ein besonderes Gewicht auf Sex gelegt.
Mein Kollege Richard Alpert, aus dem später der berühmte Heilige Baba Ram Dass werden sollte, war wesentlich näher dran und ziemlich hip. Er fand recht schnell heraus, daß psychedelische Drogen ein mächtig wirksames Aphrodisiakum sein konnten, wenn nämlich das Set (und damit die Erwartungshaltung) erotisch war und das Setting sein Schlafzimmer.
Für diesen Durchbruch hat der schlaue Ram Dass bei mir ordentlich gepunktet. Er war mir in dieser Hinsicht seinerzeit sicherlich um Lichtjahre voraus.
Ich kann mich noch gut an den Tag erinnern, an dem er zu mir

kam und sagte „Dieser ganze Selbsterfahrungsrummel ist eine großartige Sache. Es ist wahr, daß man einen Zugang zu jedem beliebigen Schaltkreis im Gehirn bekommen und sein Bewußtsein verändern kann. Aber es ist mal an der Zeit, Timothy, daß du den Tatsachen ins Auge siehst. Wir sind dabei, das stärkste Geschlechtsorgan anzutörnen, das im Universum zu finden ist. Unser Gehirn!"
Auch andere weltkluge Leute kamen nach Harvard und stießen uns mit der Nase auf das Geheimnis. Der Philosoph Gerald Heard. Der Beatnik-Poet Allen Ginsberg. Der buddhistische Weise Alan Watts. Der Western-Folkmusikstar Neil Cassady. Wir hatte gerade wiederentdeckt, was Dichtern und Denkern, Mystikern, Musikern und Hedonisten bereits seit Jahrhunderten geläufig war. Marihuana und Haschisch, Pilze und auch LSD standen für hochintensive sensorische Erfahrungen.
Wie viele andere auch vervielfältigte ich innerhalb der folgenden 20 Jahre meine sensorischen Erfahrungen und erlernte die Techniken des Umganges mit der Erotik. Nahezu alles wurde zur Quelle ästhetisch-erotischen Vergnügens und so weiter. Der Effekt fand im Kopf statt. Wer Bescheid wußte, wie man die Tastatur zu betätigen und sein Gehirn einzustimmen hatte, der konnte sein Sexleben über die wildesten Träume hinaus bereichern. Und so weiter und so fort.
Was jedoch noch immer zu klären übrig blieb, war die Sache mit der Kontrolle über den harten Stab aus Fleisch. Wir waren jetzt zwar imstande, den Boogie in unseren Gehirnen auszukosten. Sehr gut. Aber warum sollte ein Mann nicht dazu in der Lage sein, mit seinem Penis nach Belieben zu verfahren, so wie er die anderen willensgesteuerten Organe in Bewegung setzen kann?

EINE RISKANTE BEGEGNUNG MIT DEN MEDIZINWISSENSCHAFTEN

Irgendwann im Jahre 1983 saß ich mit einem Freund, der am UCLA Neuropsychiatric Institute (neurologisch-psychiatrische Abteilung am Uniklinikum in Los Angeles, Anm. d. Übers.) beschäftigt war, beim Abendessen. Im Laufe des Abends erwähnte er, daß auf dem Sektor Erektionen ein Durchbruch ins Haus stehe. Er erzählte, daß einem Forscher-

team an der Stanford University die Entwicklung einer Pille geglückt war, die einem zur unmittelbaren Kontrolle über seine Erektion verhalf! Die aktive Substanz in diesem Medikament wurde Yohimbin genannt.
Das war eine Entdeckung von historischer Bedeutung! Sie konnte das endgültige Aus für die Unsicherheit des Mannes an sich, für Grausamkeit und Kriege bedeuten! Die elende Sucht nach dem Abendprogramm im Fernseher könnte endlich durchbrochen werden!
Mein Freund hatte mir darüberhinaus mitgeteilt, daß eine örtliche Organisation, die Southern California Sexual Dysfunction Clinic (Südkalifornische Klinik für Sexuelle Funktionsstörungen, Anm. d. Übers.), diese neuartigen Pillen an freiwillige Versuchspersonen verabreiche. Ich rief an und vereinbarte ein Treffen mit dem Direktor. Wenn es diese Pille wirklich gab, dann wollte ich sie ausprobieren. Und dabei mithelfen, daß sie der Öffentlichkeit zugänglich würde.
Die Klinikräume waren auf dem Gelände des Cedar Sinai Medical Center. Das Wartezimmer war sehr geräumig. So um die acht sehr alte Männer saßen vornübergebeugt herum und stierten Löcher in den Teppich. Ein paar von ihnen hatten Krücken dabei.
Zwei von den armen Tröpfen lief Spucke über das Kinn hinunter.
Die Krankenschwester begrüßte mich herzlich und bat mich, ein Formular auszufüllen. Ich sagte „Ich bin hier, um mit dem Doktor über Aphrodisaka-Forschung zu diskutieren." Sie lächelte mitfühlend und versicherte mir, daß sie das verstünde, doch möge ich bitte so gut sein, vorher das Formular auszufüllen. Also machte ich es.
Nach einer Weile bat mich ein männlicher Techniker, um die vierzig und mit dem Charme eines schicken Friseurs, in ein Hinterzimmer mitzukommen. Ich erklärte ihm, daß ich mit dem Doktor Forschungsergebnisse diskutieren wolle. Er lächelte verständnisvoll und bat mich, ein paar Tests mitzumachen. Ich war kurz davor, „vergiß es" zu sagen - aber dann fiel mir ein, daß dies eigentlich eine großartige Gelegenheit war, einmal aus erster Hand einen Eindruck davon zu bekommen, was sich an dieser medizinwissenschaftlichen Front so alles abspielt. Und außerdem wurde mir klar, daß der Doktor keine Pillen herausrücken würde, bevor ich nicht meine Tests absolviert hatte.

Also unterzog ich mich den üblichen Blut- und Urintests.
Dann kam das durchgeknallte wissenschaftliche Zeugs. Der Techniker erklärte mir geduldig, daß wir erst einmal herausfinden müssten, ob mein Glied stark und gleichmäßig durchblutet wird. Also verdrahtete er zunächst die Schwanzspitze und dann die Wurzel sowie eine Arterie an meinem Bein mit einem Verstärker, und wir lehnten uns zurück um zuzuhören. BUMM... BUMM... BUMM! Mein genitaler Blutfluß erfüllte mit dem starkenden Puls eine jungen Hengstes den Raum! Mir kam es vor wie die Rhythmusgruppe einer Heavy Metal-Band.
Der Techniker nickte anerkennend.
Als nächstes ließ er mich an Ort und Stelle joggen, mein Glied noch immer mit der Tonkulisse verdrahtet. Die Rhythmusgruppe begann echt abzuheben. Bumm.. da.. BUMM!
Wähenddessen erklärte ich ihm fortwährend, daß meine Erektionen regelmäßig, wenn auch unvorhersehbar erfolgten. Ich wollte ja nichts weiter als nur die Pille! Der Techniker zeigte tiefes Verständnis. „Erzählen Sie das dem Doktor", sagte er.
Der Doc war sehr herzlich und verständnisvoll. Meinen Fragen nach dem Aphrodisiakum wich er aus. Er erklärte mir, wie komplex diese Materie doch sei - das Bewußtsein, das Gehirn, die Hormone, der Kreislauf, Phobien, Hemmungen, Geschlechtskrankheiten, Herpes, Aids, Alkohol- und Drogenmißbrauch, Ermüdung, Überarbeitung, Eheprobleme, erbliche Veranlagung, frühkindliche Traumata, Fetischismus, Beklemmungszustände, das Leben in den Wechseljahren.
Allmählich dämmerte mir, daß diese Klinik, die vorgeblich mit dem hehren Ziel gegründet worden war, sich mit der sexuellen Erregung zu befassen, der antiseptisch sauberste, mechanischste und unerotischste Ort war, der mir je in meinem Leben untergekommen war. Ich konnte spüren, wie sich mein Reservoir an sexuellem Verlangen unversehens in Nichts auflöste. Wenn ich zuvor keine Erektionsschwierigkeiten gehabt hatte - hier würde ich höchstwahrscheinlich welche bekommen. An diesem Ort hätte selbst ein Casanova das Gelübde der Enthaltsamkeit auf sich genommen.
Ich fühlte mich wie jene ambitionierte Jungschauspielerin, die sich für den Produzenten ausgezogen hatte, den Produktionsassistenten, den Drehbuchautor, den Regisseur und Max, den Bruder des Regisseurs. Und zwar für den Preis einer Rolle in einem Safari-Streifen, für die sie gezwungen war, in einem Zelt

mitten in der stürmischen und lebensfeindlichen Sahara zu vegetieren. „Wen muß ich ficken, um aus diesem Film über sexuelle Funktionsstörungen herauszukommen", dachte ich.
Der Doktor war unbarmherzig, hartnäckig. Er bestand darauf, daß ich mich dem Erektionshäufigkeits-Test zu unterziehen hätte. Dazu mußte man das Testgerät mit nach Hause nehmen und es mußte während der Schlafperiode mit dem Geschlechtsteil verbandelt bleiben, um die Anzahl und Stärke der nächtlichen Erektionen zu ermitteln. Ich erklärte ihm, daß ich nachts immer wieder einen Steifen hätte. „Rufen Sie doch einfach meine Frau an. Die mißt das jede Nacht auf der Richterskala".
Die männliche Krankenschwester stattete mich mit dem „Peter-Meter" aus - für die Fahrt in einem großen Koffer verstaut. Die alten Männer in der Wartehalle sahen mit traurigen Gesichtern auf, als ich mit dem Koffer in der Hand an ihnen vorbeisprang.
Meine Frau war fasziniert. Sie konnte es kaum erwarten bis ich es ausprobierte. Wir eilten ins Schlafzimmer und bauten es neben dem Bett auf. Velcro-Strapse; Drähte, die an Skalen, Uhren und Meßgeräte angeschlossen waren. Das war so Science-Fiction-sexy, daß ich ganz gegen meinen Willen eine Erektion bekam. Meine Frau applaudierte.
„Dieser Apparat ist wunderbar!" strahlte sie.
„Hey, paß auf", rief ich. „Du wirst das ganze Eperiment verderben."
„Fantastisch", murmelte sie.
„He", machte ich besorgt,"alles, was wir da machen, wird aufgezeichnet."
„Dreimal hoch lebe die Wissenschaft", sagte meine Frau.
Naja, wir haben die Maschine kaputtgekriegt. Drähte rissen, ein Kabel produzierte ganz offensichtlich einen Kurzschluß. Der Antrieb der Uhr gab einen Stoßseufzer von sich und hörte auf zu arbeiten. Alle Meßskalen stürzten in den roten Bereich, flackerten und kamen schließlich zur verdienten Ruhe.
„Fantastisch", sagte ich.
Am darauffolgenden Montag brachte ich den zerstörten Apparat zurück. Ich hatte ein sehr schlechtes Gewissen. Ich versuchte dem Techniker zu erklären, was passiert war. Er schaute mich streng an. Als ich nach der aphrodisischen Pille fragte, merkte er mir einen Termin beim Doktor vor.

An jenem Wochenende nahmen meine Frau und ich ein paar Pilze zu uns und hatten eine wunderbare Zeit. Montag morgens stand ich dann für mein Interview beim Doktor auf der Matte.
Die alten Männer saßen noch immer in der Wartehalle herum. Ich sprang gleich auf die männliche Krankenschwester zu und erzählte ihm von der großartigen Sexparty, die ich am Wochenende mitgemacht hatte. Er musterte mich mit kaltem Blick.
Ich erzählte dem Doc von der wunderbaren Wirkung der psychedelischen Droge. Er schien völlig unbeeindruckt. Und wieder fragte ich ihn nach dem Aphrodisiakum, nach der Pille. Er stritt geradewegs ab, daß eine solche überhaupt existierte. Seine Position war klar. Wenn du kein Kreislaufproblem hattest, das mit den Mitteln der Schulmedizin behandelt werden konnte, dann mußte dein Programm zur Peniskontrolle und -verbesserung in die Hände eines Dünnbrettbohrers gelegt werden, wie er selbst einer war. Oder in die deines Rabbis, Priesters oder des zuständigen Ministers.

EIN ECHTER DURCHBRUCH IN DEN MEDIZINWISSENSCHAFTEN!

Es war im August 1984, als die Nachricht, auf die wir gewartet hatten, endlich durch die Ticker der Presseagenturen lief. Die Physiologen von der Stanford University gingen mit Ihrer Entwicklung eines überaus potenten Aphrodisiakums an die Öffentlichkeit. Die Arznei wurde aus der Rinde des afrikanischen Yohimbe-Baumes extrahiert.
Erste Tests an Laborratten hatten „sensationelle" Ergebnisse gebracht. Die - sicherlich genauso überraschten wie entzückten - Nager hatten fünfzig Erektionen pro Stunde. Das war fünfzig mal mehr als gewöhnlich!
Die Forscher kündigten an, daß sie kurz vor der Erprobung der Droge am Menschen standen. Die Neuigkeit verbreitete sich blitzartig und entfachte auch umgehend die vorhersehbare, enthusiastische Reaktion. Ein Redaktionssprecher des Stanford Medical News Bureau berichtete, daß „dieser Entwicklung wesentlich mehr Platz und Zeit eingeräumt wurde, als dem Großteil der Berichte des Bureaus zu den sonstigen Fortschritten in der Medizin".

Die ebenfalls vorhersehbare puritanische Reaktion ließ nicht lange auf sich warten. Ein gewisser Daniel S. Greenberg, Herausgeber des Science and Government Report, beklagte, die Yohimbin-Forschung sei „im Hinblick auf die traditionelle Suche der Wissenschaft nach einem grundlegenden Verständnis doch eher ziemlich unergiebig". Mr. Greenberg erklärte mit einer gewissen Prüderie, daß dieses Interesse an Glückseligkeit als ein Indiz für das Vorliegen von Leidenschaften, Sinnentleertheit und Selbstgefälligkeit zu werten sei - ganz im Gegenteil zu einer Raumfahrtmission mit dem Ziel, die Oberfläche des Mars zu untersuchen.
Mr. Greenbergs wissenschaftlicher Aufsatz wurde überall fleißig nachgedruckt - sogar in der gestandenen Los Angeles Times. Die Absicht, die dahinter stand, war es, das Forschungsprojekt der Lächerlichkeit preiszugeben und jene zu entmutigen, die es weiterführen wollten.
In unseren Tagen feiert die Politik der Senilität wieder einmal fröhliche Urständ. Gäbe irgendeine wissenschaftliche Kommission heute die Empfehlung, die Aphrodisiaka-Forschung finanziell zu stützen, so würde diese sogleich von der Moralischen Mehrheit und rechtsgerichteten Politikern in der Luft zerrissen. Würde ein pharmazeutischer Großkonzern den Versuch unternehmen, eine Substanz zur sexuellen Leistungssteigerung auf den Markt zu bringen - stellen Sie sich mal vor, was das für einen Aufstand gäbe! Die Moralisten hätten eine neue Sünde, die sie anprangern könnten! Neue Gesetze würden verabschiedet! Die Drogenfahndung hätte wieder einmal ein neues Verbrechen ohne Opfer zu verfolgen. Wie würden die militanten Frauenrechtlerinnen reagieren?
Allein schon der Schwarzmarkt, der dann entstehen würde. Auf den Schulhöfen und auf Yuppie-Parties - sogar in den Altersheimen wäre man gut drauf. Eine neue Droge im Untergrund. Und welcher normale, gesunde Mensch würde nicht gerne mal einen neuen Liebestrank ausprobieren?

IX. Literaturverzeichnis

Alemann, Heine von: Der Forschungsprozeß. Eine Einführung in die Praxis der empirischen Sozialforschung. Teubner, Stuttgart 1984

Beckmann Dieter und Beckmann Barbara: Das geheime Wissen der Kräuterhexen. Alltagswissen vergangener Zeiten. Deutscher Taschenbuch Verlag, 2. Auflage, München 1998
Was die Frauen früher schon wußten, aber leider nicht zu fragen wagten ..., weil sie ansonsten als Hexen auf dem Scheiterhaufen mitsamt ihrem Kräuterwissen verbrannt wurden. Wie es zu dem Glauben über die bösartige Hexe kam, und was es mit den Kräuterhexen damals auf sich hatte, ist ein Thema dieses Buches. Salbei ein Verhütungsmittel? Petersilie ein Abtreibungsmittel? Sellerie ein Periodemittel? Alles nur Humbug oder geniale Medizin aus dem Pflanzenreich? Hierzu werden mehr als 70 Kräuter kulturgeschichtlich und von ihrer tatsächlichen Wirksamkeit her vorgestellt. Ein Kräuter- und Hexenmythos wird belebt und durchschaut!

Betäubungsmittelgesetz aus Strafgesetzbuch. Beck-Texte im dtv, 30. Auflage, München 1996

Blätter, Andrea: Kulturelle Ausprägungen und die Funktionen des Drogengebrauchs. Wayasbah, Hamburg 1990

Cancik, Hubert: Zur Entstehung der christlichen Sexualmoral (1976). In: Siems, Andreas Karsten (Hrsg.): Sexualität und Erotik in der Antike. Wissenschaftliche Buchgesellschaft, Darmstadt 1988

Deutsche Hauptstelle gegen die Suchtgefahren (DHS) (Hrsg.): Jahrbuch Sucht, Ausgaben 1993-1998

Duden Band 5, Fremdwörterbuch, 6. Auflage. Dudenverlag, Mannheim 1997

Dunwich, Gerina: Liebeszauber. Verführen durch Aromen, Riten, Liebestränke. Falken Taschenbuch Verlag, Niedernhausen/Ts. 1997

Foucault, Michel: Sexualität und Wahrheit (3 Bände). Der Gebrauch der Lüste (Band 2). Suhrkamp Verlag, Frankfurt/M. 1986

Foucault, Michel: Sexualität und Wahrheit (3 Bände). Der Wille zum Wissen (Band 1). Suhrkamp Verlag, Frankfurt/M. 1977

Friedrichs, Jürgen: Methoden empirischer Sozialforschung. Westdeutscher Verlag, 14. Auflage, Opladen 1980

Geerlings, Wilhelm: Die Entstehung der christlichen Sexualmoral. Befreiende Askese oder Repression? In: Binder, Gerhard und Effe, Bernd (Hrsg.): Liebe und Leidenschaft. Historische Aspekte von Erotik und Sexualität. Wissenschaftlicher Verlag, Trier 1993

Gelpke, Rudolf: Vom Rausch im Orient und Okzident. Ullstein, Frankfurt/M. 1982

GEO-Wissen: „Der Lustgewinn". S.6ff und „Die Erfindung des Sex". S.26ff, März 1998

Grundgesetz der Bundesrepublik Deutschland. Beck-Texte im dtv, 33. Auflage, München 1996

Habermehl, Werner: Sexualverhalten der Deutschen. Aktuelle Daten - intime Wahrheiten. Wilhelm Heyne Verlag, München 1993

Hartfiel, Günter und Hillmann, Karl-Heinz: Wörterbuch der Soziologie. Kröner, Stuttgart 1982

Hauschild, Thomas: Hexen und Drogen. In: Völger, Gisela und von Welck, Karin (Hrsg.): Rausch und Realität. Drogen im Kulturvergleich, Band 2. Rowohlt Verlag, Reinbek bei Hamburg 1982

Highwater, Jamake: Sexualität und Mythos. Walter-Verlag, Olten 1992

Hirscher, Peter: Viagra - das blaue Wunder. Wirkung, Risiken, Bezugsmöglichkeiten. Wilhelm Heyne Verlag, München 1998

Internet I: http://www.hexe.org/h-kraut/aphrodis.htm Dannenberg, Anja: Erotic Food: Liebesfördernde Lebensmittel. WDR (Service Zeit) 1997

Kolte, Birgitta: „Was für einen Sinn hat es, immer nüchtern zu sein". Wie Frauen Cannabis konsumieren. Verlag für Wissenschaft und Bildung (VWB), Berlin 1996

Kroll, Wilhelm: Römische Erotik (1930). In: Siems, Andreas Karsten (Hrsg.): Sexualität und Erotik in der Antike. Wissenschaftliche Buchgesellschaft, Darmstadt 1988

Legnaro, Aldo: Alkoholkonsum und Verhaltenskontrolle - Bedeutungswandel zwischen Mittelalter und Neuzeit in Europa. In: Völger, Gisela und von Welck, Karin (Hrsg.): Rausch und Realität. Drogen im Kulturvergleich, Band 1. Rowohlt Verlag, Reinbek bei Hamburg 1982

Legnaro, Aldo: Ansätze zu einer Soziologie des Rausches - zur Sozialgeschichte von Rausch und Ekstase in Europa. In: Völger, Gisela und von Welck, Karin (Hrsg.): Rausch und Realität. Drogen im Kulturvergleich, Bd. 1. Rowohlt Verlag, Reinbek bei Hamburg 1982

Lewin, Louis: Phantastica. Die betäubenden und erregenden Genußmittel. Volksverlag, Neuauflage, Linden 1980

„Ist in der belebten Natur der Wunder vielleicht größtes die Empfindung, so läßt der Versuch, pharmakologisch in das Gebiet der betäubenden und erregenden Stoffe einzudringen, dieses Wunder noch bedeutsamer erscheinen, weil hier der Mensch es vermag, das Alltagsempfindungsleben samt Willen und denken durch chemische Stoffe, auch bei freiem Bewußtsein, in ingewohnte Formen zu wandeln oder den normalen Empfindungen Leistungshöhen und Leistungsdauer zu geben, die dem Gehirn sonst fremd sind. Chemische Stoffe sind es, die derartiges bewirken können." (Louis Lewin).

Erst in diesem Jahrhundert wurde erstmals der Versuch unternommen, sich wissenschaftlich, und nicht nur auf medizinischer Ebene, mit Drogen auseinanderzusetzen. Der Mann, dem dieser erste Versuch gelang, war Lous Lewin. Er war es auch, der entdeckte, daß Drogen Gefühle beeinflussen und hervorrufen können. Aber Vorsicht, auch das Wissen dieses Werkes stammt von 1924 und ist deshalb mit Vorsicht zu genießen!

Margolis, Jack und Clorfene, Richard: Der Grassgarten - das offizielle Handbuch für Marihuanafreunde. Volksverlag, Linden 1979

Mayrhofer, Kurt: Beitrag zur Analyse von Aphrodisiaka, Dissertation, Universität München 1987

Metzner, Ralph: Molekulare Mystik. Die Rolle psychoaktiver Substanzen bei der Transformation des Bewußtseins. In: Rätsch, Christian: Das Tor zu inneren Räumen. Verlag Bruno Martin, Südergellersen 1992

Neues Großes Lexikon in Farbe Bd. 1, (Verlag nicht angegeben) 1989

Quensel, Stephan: Einleitung. In: (Hrsg.)Wissenschaftlicher Beirat des Bundesverbandes für Akzeptierende Drogenarbeit „Akzept" e.V. in Zusammenarbeit mit dem Bremer Institut für Drogenforschung (BISDRO): Wider besseres Wissen. Die Scheinheiligkeit der Drogenpolitik. Ed. Temmen, Bremen 1996

Rätsch, Christian: Die „Orientalischen Fröhlichkeitspillen" und verwandte psychoaktive Aphrodisiaka. Verlag für Wissenschaft und Bildung (VWB), 2. Auflage, Berlin 1995

Rätsch, Christian: Pflanzen der Liebe. Aphrodisiaka in Mythos, Geschichte und Gegenwart. AT Verlag, Aarau 1995

Ridley, Matt: Eros und Evolution. Die Naturgeschichte der Sexualität. Droemer Knaur, München 1995

Rudolph, Wolfgang: Die amerikanische „Cultural Anthropology" und das Wertproblem. Duncker & Humblot, Berlin 1959

Saleh, Ahmed: Alkohol und Haschisch im heutigen Orient. In: Völger, Gisela und von Welck, Karin (Hrsg.): Rausch und Realität. Drogen im Kulturvergleich, Bd. 2. Rowohlt Verl., Reinbek b. Hamburg 1982

Scheerer, Sebastian und Vogt, Irmgard (Hrsg.): Drogen und Drogenpolitik. Ein Handbuch. Campus, Frankfurt/M. 1989
Ein Wegweiser durch den Drogendschungel bietet dieses umfassende Nachschlagewerk. Es behandelt in einem Buch die Alltagsdrogen, die medizinischen Drogen und die Drogen aus der Scene, nicht nur oberflächlich, sondern ausführlich und detailliert. Hier finden sich Antworten auf Fragen nach der Geschichte des Drogenkonsums, nach der Pharmakologie etlicher Drogen und den physischen, psychischen, sozialen und politischen Aspekten ihres Gebrauchs etc. etc. Bei weiteren Fragen, bitte nachschlagen!

Schivelbusch, Wolfgang: Das Paradies, der Geschmack und die Vernunft. Eine Geschichte der Genußmittel. Carl Hanser Verlag, München 1980

Schmidbauer, Wolfgang und vom Scheidt, Jürgen: Handbuch der Rauschdrogen. Fischer Taschenbuch Verlag, Neuausgabe, Frankfurt/M. 1989

Schuldes, Bert Marco: Psychoaktive Pflanzen. Werner Pieper's MedienXperimente und Nachtschatten Verlag, 2. Auflage, Löhrbach

Siems, Andreas Karsten (Hrsg.): Sexualität und Erotik in der Antike. Wissenschaftliche Buchgesellschaft, Darmstadt 1988
Befreiende Askese oder frivole Leiblichkeit? Das ist hier die Frage! Wie sah das Sexualleben der Griechen und Römer wirklich aus? Ob sie nun der Sündhaftigkeit des Fleisches oder einer Art verborgener Keuschheit nachgingen verraten 13 Aufsätze, die aus unterschiedlichen Zeitabschnitten dieses Jahrhunderts stammen. Dieses kleine Sammelwerk schenkt uns einen z.T. von Schmunzlern begleiteten Einblick in die antike Liebeswelt, die von der Knabenliebe bis zur Familienplanung erzählt.

Springer, Alfred: Kokain - Mythos und Realität. Eine kritisch dokumentierte Anthologie. Verlag Christian Brandstätter, München 1989

Starhawk: Wilde Kräfte. Sex und Magie für eine erfüllte Welt. Bauer, Freiburg im Breisgau 1987

Völger, Gisela und von Welck, Karin (Hrsg.): Rausch und Realität. Drogen im Kulturvergleich (3 Bände). Rowohlt Verlag, Reinbek bei Hamburg 1982

Weil, Gustav (Übersetzer): Tausend und eine Nacht. Arabische Erzählungen (2 Bände). Karl Müller Verlag, Erlangen 1992

Wimmer, Andreas: Kultur. Zur Reformulierung eines sozialanthropologischen Grundbegriffs. In: Friedrichs, Jürgen, Lepsius, M. Rainer und Mayer, Karl Ulrich (Hrsg.): Kölner Zeitschrift für Soziologie und Sozialpsychologie S.401-425. Jg.48, Heft 3, 1996

Zehentbauer, Josef: Körpereigene Drogen. Die ungenutzten Fähigkeiten unseres Gehirns. Artemis & Winkler, 4. Auflage, München 1994
Wer hegt nicht den Wunsch danach, die Fähigkeit zu besitzen, körpereigene Drogen bewußt freisetzen zu können? Josef Zehentbauer bringt erstmalig einen Überblick über die Drogen, die unser Körper aus eigener Kraft selbst herstellen kann. Er zeigt auf, daß durch Yoga, Meditation, Fasten, Hyperventilation, Sexualität etc. gezielt Substanzen freigesetzt werden, die uns die unterschiedlichsten feelings verschaffen können. Psychopharmaka aus körpereigener Herstellung. Gesunder T(r)ip!

X. Anhang

ANHANG 1: AUSWAHL DER SEXUELL STIMULIERENDEN MITTEL AUS DER ANGEBOTSPALETTE IN SEXSHOPS

COR rige A (Langzeit für den Mann)
Darreichungsform: Dragees

1 Dragee enthält: 210 mg Hopfendrüsen
180 mg Baldrianwurzelpulver
10 mg Ginsengwurzelpulver

Eigenschaften: Sexualtonikum mit sedierender Komponente, Verlängerung des Aktes infolge Erregungsdämpfung. Durch regelmäßige Anwendung, Stärkung des Selbstbewußtseins.

ERO Sexin
Darreichungsform: Tropfen zum Einnehmen

100 g enthalten: Fluidextrakte aus:
1:1 6 g Muira-puamaholz
1:1 6 g Damianablättern
1:1 20 g Ginsengwurzel
48% Alkohol

Eigenschaften: Aphrodisiakum, Sexualenergetikum; libidoanregendes und potenzsteigerndes Präparat, bei häufigem Geschlechtsverkehr auch wirksam zur Überwindung der Gefühlskälte der Frau.

Okasa N Dragees
Darreichungsform: Dragees

1 Dragee enthält: 50 mg Testes sicc.
div. Vitamine (B6, B2, C)
Mineralstoffe (Calciumcitrat, Calciumhydrogenphosphat, div. andere Spurenelemente

Eigenschaften: Zur Stärkung, Kräftigung und Unterstützung der Organfunktion bei Abnutzungserscheinungen, Konzentrationsschwäche, Erschöpfungszustände, Altersabbau und Aktivitätsverlust.

Penis – Marathon (Spezialspray zur Aktverlängerung)
1 g Sprayflüssigkeit enthalten: 100 mg Lidocainhydrochlorid

Eigenschaften: Der Wirkstoff setzt die Reizempfindlichkeit des Penis' während des Geschlechtsverkehrs herab. Der Mann hat mit Penis – Marathon die Möglichkeit, den vorzeitigen Samenerguß zu verhindern und somit seinen Orgasmus mit dem seiner Partnerin zu erleben.

Wollust Tropfen Damianae (Liebes Tropfen)
Darreichungsform: Tropfen zum Einnehmen

10 ml enthalten: Fluidextrakte aus:
Damianablätter 7,5 ml
Ginsengwurzel 2,5 ml
Alkohol als Konservierungsmittel

Eigenschaften: unheimlich sexuell anheizend, Penisschwellkörper durchblutend, durch gemeinsame Einnahme von Damianae sexuell zusammenführend.

ANHANG 2: FRAGEBOGEN

Allgemeines

1. Geschlecht: () männlich ()weiblich
   Alter
   Nationalität
   Familienstand
   Kofession
   Berufsstand

Zum derzeitigen Konsum und Erstkonsum

2. Welche Drogen konsumierst Du zur Zeit und wie häufig?
   – Droge
   – 1 x im Monat und seltener
   – Mehrmals im Monat
   – Mehrmals in der Woche
   – Wöchentlich
   – Täglich
   – Mehrmals täglich

3. Wie alt warst Du, als Du das erste Mal Drogen probiert hast und welche Drogen waren das?

   Wie bist Du dazu gekommen, Drogen zu nehmen?

4. Wieviel gibst Du durchschnittlich im Monat für Drogen aus?

5. Wie finanzierst Du Deinen jetzigen Drogengebrauch?

Set und Setting

6. Unter welchen Umständen nimmst Du Drogen?

Allgemeines zum Sex

7. Bist Du homo-, hetero- oder bisexuell?

8. Wie würdest Du Dein Sexualleben beschreiben?
   () aktiv () passiv () experimentierfreudig () „normal"
   sonstiges:

9. Hast Du Neigungen zu bestimmten Stellungen?
   () Ja, und zwar: () Nein

10. Wie schätzt Du Dich selber beim Sex ein?
    () verklemmt () offen () zurückhaltend
    sonstiges:

11. Wie häufig hast Du Sex?

Drogen und Sex

12. Auf welchen Drogen hast Du jemals Sex gehabt?

13. Hast Du die Droge(n) bewußt eingesetzt oder geschah das eher zufällig?

    Wenn Du bewußt eingesetzt hast, welche Erwartungen hast Du gehabt?

14. War der Partner / die Partnerin auch berauscht? () Ja () Nein

    Wenn ja, von der gleichen oder von anderen Drogen?

15. Welche Erfahrungen hast Du gemacht?

    War der Geschlechtsverkehr an sich positiv oder eher negativ?

16. Welche Adjektive würden Dir spontan zum Erlebten einfallen?

17. Kannst Du Veränderungen im Laufe des Drogenkonsums feststellen, z.B. auf die Drogenmenge bezogen?

18. Welche Differenzierungen zwischen nüchtern und breit kannst Du im Nachhinein machen?

19. In welcher Weise hat sich Dein Sexualverhalten aufgrund des Erlebnisses vielleicht geändert?

20. Wie war der Sex nach dieser Erfahrung ohne Drogen?

21. Würdest Du den Sex berauscht bevorzugen?

22. Würdest Du es wiederholen oder stehst Du eher auf dem Standpunkt: einmal und nie wieder?

Den Frageboten bitte fotokopieren, beantworten, längere Antworten auf der Rückseite beantworten und bitte an die Autorin c/o dem Verlag einsenden. Wenn es genügend Antworten ergibt, könnten diese sich in einer erweiterten Ausgabe ausgewertet wiederfinden.

Herzlichen Dank für die CoOperation.

CYNTHIA PALMER
MICHAEL HOROWITZ
RONALD RIPPCHEN

Tänzerinnen zwischen Himmel und Hölle
Frauen erzählen ihre Rauscherfahrungen
DER GRÜNE ZWEIG 136

Mit Beiträgen von: George Sand, Susan Sontag, Edith Piaf, Anita Berber, Isabelle Eberhardt, Billie Holiday, Maria Sabina, Sarah Bernhardt, Anaïs Nin, Enid Blyton, Laura Huxley, Nina Hagen, Anne Waldman, Luisa Francia u.v.a.m. Das Spektrum der Substanzen reicht vom 'Orakel' zu Delphi über die Opiumliebhaberinnen der viktorianischen Zeit bis hin zu LSD- und MDMA-Trips in der heutigen, post-psychedelischen Phase.

Durchgehend illustriert, natürlich auf Hanfpapier
ISBN 3-925817-36-0 - 280 Seiten - 25 DM

BERT MARCO SCHULDES

Psychoaktive Pflanzen
DER GRÜNE ZWEIG 164

Überall auf der Erde wachsen Pflanzen, die, geraucht oder gegessen oder sonstwie verabreicht, erstaunliche Wirkungen auf das menschliche Nervensystem haben. Ein Großteil dieser Pflanzen wird seit altersher von den Menschen, bei denen sie wachsen, zu medizinischen oder schamanistischen Zwecken genutzt und entsprechend verehrt. Manche Pflanzen aus "Gottes Apotheke" sind bei uns illegalisiert; einige werden dadurch für bestimmte Szenen erst reizvoll.

ISBN 3-925817-64-6 - 128 Seiten - 15 DM

TERENCE MCKENNA

Speisen der Götter
Die Suche nach dem ursprünglichen Baum der Weisheit
EDITION RAUSCHKUNDE

Terence McKenna, laut Tim Leary "ein wortgewaltiger und phantasievoller Poet der psychedelischen Erfahrung", offeriert uns mit diesem Buch eine radikale Geschichte von Pflanzen, Drogen und der Entwicklung der Menschheit. Er schaut auf die Geschichte des Drogengebrauchs zurück, vom altertümlichen Gewürzhandel, von Cannabis und Kokain und verfeinerten modernen Substanzen bis hin zum ultimativen Einstöpsel-Beschwichtiger – TeleVision. Er bietet uns einen Masterplan, um zeitgenössische Drogenprobleme zu lösen, untersucht, warum es verboten ist, dem Verlangen nach Glückseligkeit zu folgen, wenn diesem durch Pflanzen aus Gottes Natur nachgeholfen wird. Seine Theorien sind leicht nachvollziehbar, erhellend und grundlegend.

Fadenbindung, auf HanfPapier gedruckt.
ISBN 3-930442-17-5 - 368 Seiten - 40 DM

CHRISTIAN RÄTSCH HRSG.

Das Tor zu Inneren Räumen
Eine Festschrift für Albert Hofmann

Es geht um Heilige Pflanzen und psychedelische Substanzen als Quelle spiritueller Inspiration. Eine Festschrift für den inzwischen über 90jährigen Chemiker Albert Hofmann, der nicht nur das LSD entdeckt hat, sondern auch für seine Forschung mit psychoaktiven Pflanzen und die Synthese der aktiven Substanzen von Heilpflanzen mehrfach ausgezeichnet wurde. Christian Rätsch hat 17 Beiträge über den aktuellen Stand psychologischer, ethnologischer, neurophysiologischer und medizinischer Erkenntnisse zu Wirkung und Einsatz psychedelischer Pflanzen und Substanzen wie LSD, MDMA, Psilocybin, Ketamin, Cannabis, Ayahuasca u.a. vereint. Zu den Autoren dieser Beiträge gehören u.a. Rich Yensen, Stanislav Grof, Claudio Naranjo, Terence McKenna, Claudia Müller-Ebeling und Werner Pieper.

ISBN 3-930442-10-8 - 288 S. - 25 DM

CHRISTIAN RÄTSCH

Pflanzen der Liebe
Aphrodisiaka in Mythos, Geschichte und Gegenwart

"In diesem wunderschön aufgemachten, durchgehend illustrierten Buch findet sich u.a. ein vollständig farbig bebildertes Lexikon mit 106 Pflanzen. Zusätzliche Schwerpunktkapitel: Die heilige Ekstase – Von Hanf und Stechapfel; Die Pflanzen der Freude – Vom Mohn und den orientalischen Fröhlichkeitspillen;

Der Wein des Dionysos – Vom Wein, Fliegenpilz und Ambrosia; Das Geheimnis des Galgenmännleins – von der Alraune und ihren Geschwistern; Die Macht des Yohimbe; Das Geschenk von Mama Koka …" – *Entheogene 3/95*

208 großformatige Seiten, durchgehend illustriert, HardCover mit Schutzumschlag, 48 DM

JIM_DEKORNE

Psychedelischer Neo-Schamanismus
Die Zucht, Zubereitung und der schamanistische Gebrauch psychoaktiver Pflanzen
EDITION RAUSCHKUNDE

Psychonaut DeKorne erforscht das psychoaktive Pflanzenreich zum einen durch persönliche Experimente, zum anderen mit Hilfe wissenschaftlicher Arbeit. Er führt den Leser durch die Geschichte und das überlieferte Wissen über psychotrope Pflanzen. Der Gärtnermeister DeKorne erklärt, bis hin in liebevolle Details, die Kultivierung vieler dieser Pflanzen und wie man die machtvollen psychoaktiven Alkaloide aus ihnen extrahieren kann. Dosierungsempfehlungen, Erklärungen der typischen Reaktionen, der durchschnittlichen Zeitdauer und Intensität des Experiments, Warnungen vor gefährlichen Substanz-Kombinationen, und Aufklärung über den traditionellen und rituellen Gebrauch.

Übersetzt von Bert Marco Schuldes
ISBN 3-930442-16-7 - 224 Seiten - 30 DM

RICHI_MOSCHER

Too Much
Erste Hilfe bei Drogenvergiftungen
DER GRÜNE ZWEIG 172

Was ist ein Drogenkollaps? Was kann man selber erkennen und tun? Wann kann, wann soll man einen Arzt rufen? Was tun, bis der Arzt eintrifft? Der Leser soll in die Lage versetzt werden, im Notfall so schnell und einfach wie möglich den vermutlichen Gefährlichkeitsgrad einer Vergiftung abschätzen zu können; ob der Betroffene nur 'tierisch breit' ist oder in Lebensgefahr schwebt.

7. überholte Auflage. ISBN 3-925817-72-7
64 Seiten im handlichen Postkartenformat, 5 DM

FÜR'S_DEUTSCHE_VOLK:

Das Betäubungs-Mittel-Gesetz
EDITION RAUSCHKUNDE

Wie versucht der Staat seine Bürger vor sich selbst zu schützen? Welche Strafandrohungen kriminalisieren Millionen von Mitbürgern, die glauben, ihr Gehirn & Körper gehören ihnen? Welchen Spielraum haben Richter, den Konsum von Genußmitteln wie Haschisch strafrechtlich zu bewerten? Welche Substanzen fallen unter das BtmG? Wie sieht es mit dem Hanfanbau aus? Inkl. der massiven Erweiterung vom 1.2.98. Immer auf dem neuesten Stand.

ISBN 3-930442-06-X - 72 Seiten - 10 DM

Edition Der Grüne Zweig · Transmitter CDs · Edition Rauschkunde

Werner Pieper & The Grüne Kraft

MedienXperimente

Alte Schmiede · D-69488 Löhrbach

Fax (0 62 01) 2 25 85

http://www.gruenekraft.com · eMail: versand@gruenekraft.com

Gegen Einsendung von 2 DM PortoAnteil gibt es den kostenlosen Gesamtkatalog